Soins de santé à but lucratif:

un chemin pavé d'or et d'intentions douteuses

Fédération canadienne des syndicats d'infirmières et infirmiers
www.fcsii.ca

2841, prom. Riverside, Ottawa (Ontario) K1V 8X7
613-526-4661

Chef de projet : Linda Silas
Rédaction : Sharon Costello, Debra McPherson, SIICB;
Danielle Latulippe-Larmand, Lawrence Walter, AIIO;
Heather Smith, Keith Wiley, IIUA; Michèle Boisclair, Lucie Mercier, FIQ

Chercheurs à la FCSII : Amanda Crupi, Paul Curry
Graphisme : Sean Dillon-Fordyce
Assistantes : Oxana Genina, Deanna MacArthur
Traduction : Carole Aspiros

Première édition septembre 2008
ISBN: 978-0-9784098-2-1

Imprimé et relié au Canada par Imprimerie Plantagenet

Couverture imprimée
sur

FSC
Mixed Sources
Product group from well-managed
forests and other controlled sources
Cert no. SGS-COC-003420
www.fsc.org
© 1996 Forest Stewardship Council

Intérieure imprimée
sur

FSC
Mixed Sources
Product group from well-managed
forests, controlled sources and
recycled wood or fiber
Cert no. SGS-COC-003420
www.fsc.org
© 1996 Forest Stewardship Council

Les illustrations dans ce livre, y compris la couverture, sont de Dirk Van Stralen.
www.dirkvanstralen.com.

TABLE DES MATIÈRES

Vision des soins de santé de la Fédération canadienne des syndicats d'infirmières et d'infirmiers

La Fédération canadienne des syndicats d'infirmières et d'infirmiers (FCSII) croit en un système de soins de santé qui soit universel, accessible, complet, administré, subventionné et livré par l'État.

La FCSII croit en un système de soins de santé qui offre des soins de qualité supérieure, qu'il s'agisse de soins de courte durée, de soins primaires, de services de santé publique ou de santé mentale, de soins de longue durée ou de soins à domicile, et en un système qui offre aussi un programme national d'assurance-médicaments.

La FCSII croit en un système de soins de santé qui traite les personnes de façon égale sans égard au sexe, à la religion, à l'origine ethnique ou à la situation financière.

La FCSII croit en un système de soins de santé qui offre à tous les employés un environnement de travail sécuritaire et de qualité.

La FCSII, de concert avec toutes les organisations membres, continue à faire pression pour obtenir un système de soins de santé qui intègre la vision des soins de santé de la FCSII.

Le congrès biennal de la FCSII, juin 2007

I. INTRODUCTION : LES PARAMÈTRES DE NOTRE DISCUSSION

Un après-midi de 2006, le téléphone sonne au bureau des communications d'un syndicat d'infirmières et infirmiers. Un conseiller politique d'un des ministères provinciaux est au bout de la ligne. Il désire organiser une rencontre entre les représentants du gouvernement et les dirigeants syndicaux dans le but d'« expliquer » la méthode alternative de financement proposée par la province pour la construction d'hôpitaux, communément connue sous le nom de partenariats publics privés (P3). Le gouvernement voulait prendre le personnel infirmier à part pour le convaincre d'appuyer le financement privé d'infrastructures de santé.

Au téléphone, le membre du personnel a répondu quelque peu en ces mots : « Une rencontre est toujours bienvenue, donnez-moi les détails mais sachez que notre syndicat s'oppose à la privatisation. »

Le représentant du ministère a répliqué avec un étonnement à la fois authentique et théâtral : « Mais notre méthode de financement n'a rien à voir avec la privatisation! Ces hôpitaux appartiendront au secteur public. Personne n'aura à payer pour recevoir des soins. Le gouvernement actuel est le gouvernement le plus pro-public dans l'histoire de... » D'autres choses ont été dites, toutes de façon polie.

Le lecteur sait probablement que plusieurs ralliements contre les P3 se tenaient déjà au moment de cet appel, ralliements organisés par les syndicats et les coalitions provinciales de la santé. De toute évidence, il était naïf de la part du gouvernement de penser qu'il suffirait d'une présentation habile pour obtenir le soutien du personnel infirmier autorisé syndiqué et des professionnels de la santé.

Par contre, il faut avouer que la conversation révélait, pour le moins, une confusion authentique ou une divergence d'opinions par rapport à la privatisation dans le secteur de la santé. Au téléphone, le fonctionnaire était prêt à admettre que les soins de santé à but lucratif pourraient être une chose horrible. Il voulait simplement nier que son gouvernement les offrait. Dans le cadre de cette discussion, il est donc important de s'attarder aux politiques en matière de privatisation avant de parler des menaces possibles au bien-être des Canadiennes et des Canadiens. Ce document abordera les thèmes suivants : le rôle des intervenants à but lucratif dans la prestation et le financement des soins de santé; le financement privé des infrastructures; le délestage de la responsabilité de payer les services qui devront alors être assumés par les patients plutôt que par les régimes provinciaux d'assurance-santé (on parle généralement de radiation); et les efforts pour intégrer les « principes de l'économie de marché », généralement parlant, aux soins de santé.

Souligner que le système de soins de santé canadien est déjà mixte est souvent le premier argument invoqué par les personnes qui veulent davantage de soins de santé à but lucratif (adjectif plus utile que « privé » dans un pays où la plupart des hôpitaux n'appartiennent pas à l'État ou ne représentent pas une source de revenu pour les actionnaires). Il y a abondance de fournisseurs de soins de santé non couverts par les régimes provinciaux de soins médicaux et hospitaliers et ils tirent leur revenu soit des poches des patients ou des régimes privés d'assurances. Selon l'Organisation mondiale de la Santé, environ 30 % des dépenses en santé au Canada sont attribuables à ces sources. La plupart des personnes résidant au pays (sauf les personnes âgées et les bénéficiaires de l'aide sociale) doivent compter sur les régimes privés ou sur leur portefeuille pour

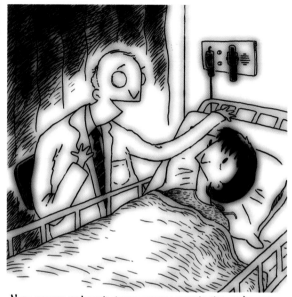

Nous saurons seulement si nous pouvons vous traiter après avoir jeté un coup d'œil à votre portefeuille.

payer leurs médicaments, du moins lorsqu'elles ne sont pas hospitalisées. Il en va de même pour les soins dentaires. Les pharmacies sont des entreprises commerciales qui offrent un éventail de produits et de services essentiels et non essentiels. Dans les cliniques communautaires, des professionnels offrent des services de santé, par exemple des traitements chiropratiques ou de la massothérapie. Ces soins sont, de toute évidence, médicalement nécessaires mais ne sont généralement pas couverts par les fonds publics, du moins ils ne le sont plus. De leur côté, la plupart des médecins sont des entrepreneurs à petite échelle qui emploient un personnel administratif, et leur revenu provient presque entièrement de la province.

Ainsi, les Canadiennes et les Canadiens font déjà partie d'une culture dans laquelle se mêlent des activités médicales publiques et privées, commerciales et sans but lucratif. Ne nous énervons pas, de dire les défenseurs de la privatisation : faisons simplement quelques ajustements. Selon un des arguments utilisés, les entreprises de soins de santé et les compagnies d'assurances peuvent aider à améliorer notre système – tout en faisant de l'argent au cours du processus. La publicité s'adressant directement aux consommateurs pourrait consister en éducation du public, sans coût au public.

Notre façon de répondre à cette opinion est relativement directe. Nous préciserons davantage dans les pages qui suivent. Le fait que des activités lucratives occupent déjà une grande place dans les soins de santé canadiens ne peut mener à la conclusion qu'il s'agit d'une bonne chose. Une des principales vertus du régime public d'assurance-maladie est qu'il limite l'envergure des services médicaux offerts sur la base de la capacité de payer plutôt que sur le besoin du patient. Notre système est un engagement public à ne pas abandonner les personnes malades – en fait, ce moyen des plus raisonnables sera employé par la science médicale pour les remettre sur pied qu'importe la place que ces personnes occupent dans le marché. De notre avis, la faiblesse de l'assurance-maladie est qu'elle ne limite pas assez l'envergure des activités à but lucratif et que, au fil des ans, les soins sans but lucratif se limiteront encore aux soins médicaux et hospitaliers et n'auront pas été élargis pour couvrir davantage de services – même si cela était l'intention des fondateurs du système.

Un système aveugle à la taille du portefeuille des patients

Nous allons donc examiner l'argument selon lequel un plus grand nombre d'activités à but lucratif amélioreront les soins et garniront le portefeuille du gouvernement, et nous explorerons aussi le bien-fondé d'augmenter la partie des dépenses en santé couverte par les revenus publics et sans but lucratif. Pourquoi devrions-nous nous appuyer sur l'hypothèse selon laquelle la couverture universelle et les traitements aveugles à la taille du portefeuille ont atteint un certain plafond naturel ou économique? Le personnel infirmier canadien pense que de meilleurs soins de santé sont hautement prioritaires. La recherche de nouvelles sources de revenus de la part des assureurs et autres entrepreneurs ne fait pas partie des motivations des infirmières et des infirmiers.

Quelles leçons pouvons-nous tirer des données médicales et économiques sur l'impact de la privatisation dans d'autres pays industrialisés? Comment pouvons-nous améliorer la santé de la population canadienne? Comment pouvons-nous mieux guérir les personnes qui tombent malade ou, du moins, les aider à gérer leurs problèmes médicaux en utilisant de façon optimale les ressources financières et autres ressources? Qu'est-ce qui arriverait si les gouvernements déroulaient le tapis rouge aux cliniques de soins primaires et que les patients bien nantis payaient des centaines, voire des milliers, de dollars, soi-disant pour des services médicaux non couverts par les régimes provinciaux et, ainsi, réussissaient à voir des médecins qui ne seraient pas pressés – alors que des millions d'autres Canadiennes et Canadiens ne pourraient même pas avoir un rendez-vous?

Les facteurs sous-jacents à la bonne (et la mauvaise) santé

Ajoutons d'autres éléments à cette introduction. Toute discussion au sujet des priorités d'un système de soins de santé doit reconnaître le paradoxe suivant : pour avoir un bon état de santé, il ne suffit pas de soigner les maladies. Or, notre système de santé est presque entièrement consacré à la réparation. Comme le fait remarquer la Commission Romanow, les facteurs socio-économiques sont, de loin, les plus importantes causes de bonne (ou de mauvaise) santé. Autrement dit, les « ingrédients » les plus importants pour avoir un corps et un esprit sains sont : logement, eau salubre et bonne alimentation, exercice, accès à l'éducation, environnement naturel non pollué, voisinage sécuritaire, et un milieu de travail exempt de risques et de stress excessif. Or, ces déterminants ne font pas partie du champ traditionnel des soins de santé. Même si ce document ne met pas l'accent sur ces déterminants, il est important de les garder en tête. « Réparer » la mauvaise santé est une option de repli souvent coûteuse et peu agréable. Intuitivement, toute personne pense que la prévention devrait venir en premier et qu'elle est une partie importante de la solution au coût des soins de santé et à la souffrance des patients. Malheureusement, la prévention fait davantage l'objet d'éloges stériles que de mesures concrètes.

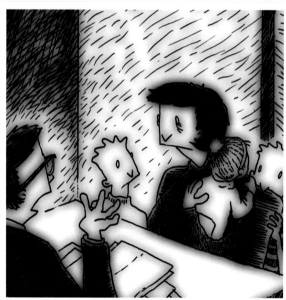

Les soins de santé coûtent cher. Vous devrez simplement apprendre à fixer des priorités.

Cela est dû, en grande partie, aux contradictions inhérentes à notre monde axé sur le marché. Les autorités peuvent dire aux gens de manger sainement, d'augmenter leur consommation de légumes et de grains entiers. Elles peuvent les inciter à faire de l'exercice mais, pour chaque message préconisant une alimentation saine, les gens se font répéter beaucoup plus souvent, par l'intermédiaire d'annonces télévisées diffusées de façon constante, qu'ils devraient « manger ce qui goûte bon » et de satisfaire leur appétit de bœuf et bacon dans un sandwich fait de pain moelleux; ou ils se font gaver par le message disant que l'eau carbonisée sucrée est l'eau authentique; ou qu'ils devraient suivre les conseils des principaux fabricants d'automobiles et utiliser leur voiture pour se rendre partout même si cela signifie des jambes, un cœur et des poumons qui sont au repos pendant la majeure partie de la journée.

Un système de santé universel à payeur unique est moins coûteux et plus efficace qu'une alternative privée ou mixte.

Et alors que le stress semble être une cause importante d'un mauvais état de santé et être étroitement lié à la surcharge de travail (ou à une insuffisance de travail, selon le cas), une réduction et une redistribution de la semaine de travail ne feraient que nous rendre moins concurrentiels de l'avis de nos élites du monde politique et des affaires. C'est pourquoi nous devrions apprendre quelques techniques de respiration profonde à utiliser au bureau ou à l'usine.

En bref, lorsqu'il est question de prévention, nos avirons ne rament pas tous dans la même direction. C'est pourquoi, il faut garder en tête toutes ces contradictions lorsque nous examinons les façons d'améliorer les soins de santé au Canada. De plus, elles ont leur place dans un document dont le but est d'examiner comment une plus grande place accordée aux forces du marché, dans le domaine de la santé, peut avoir des répercussions négatives sur nos vies.

Les valeurs…et la valeur du dollar

Un dernier élément en guise d'introduction. Au cours d'une entrevue récente, Danielle Martin, médecin membre du conseil d'administration de Médecins canadiens pour le régime public, et défenseure articulée de la sauvegarde et de l'amélioration du régime universel de soins de santé, a souligné que « les défendeurs de l'assurance-maladie se nuisent lorsqu'ils parlent de valeurs… car la situation est vraiment une question économique.»[1] Sans nier le fait que les valeurs sont importantes, le docteur Martin veut probablement affirmer que lorsqu'il est question de politique, les valeurs non partagées universellement pèsent peu dans la balance comparativement à l'affirmation tenace selon laquelle un système de santé universel à payeur unique est moins coûteux et plus efficace qu'une alternative privée ou mixte. Selon elle, cette affirmation est bien ancrée dans la littérature.

Cet argument pourrait être valable. Or, il semble que les questions d'efficacité ne suffisent pas à mettre fin à la discussion. Les personnes qui sont en faveur d'accorder davantage de place aux soins privés affirment souvent que tous devraient avoir accès aux soins de santé de base. Par contre, elles ne s'offusquent pas à l'idée qu'un surplus d'argent privé puisse acheter des services supplémentaires ou plus rapides pour certains. En fait, cette idée convient particulièrement bien à l'éthique de telles personnes. Elles veulent avoir le « choix » et, par conséquent, des économies d'ensemble ne devraient pas faire obstacle à leurs désirs. Si nous voulons décrire davantage leur perspective, peut-être pensent-elles que leur droit d'acheter des services privés ne nuira à personne ni au système. L'égalité est une « valeur » à laquelle elles ne souscrivent pas nécessairement, du moins sous toutes ses formes. Ces Canadiennes et ces Canadiens, ainsi que leurs défenseurs sur le plan intellectuel, avancent cet autre argument : nous achetons et vendons des choses tout le temps, y compris des choses nécessaires à la santé, dont des aliments et des logements. À l'épicerie, les personnes mieux nanties peuvent acheter des denrées plus dispendieuses et de plus grande qualité, cela va de soi. Qu'en est-il de si différent avec les soins de santé?

Notre réponse à cette question s'inspire autant de l'éthique que des notions conventionnelles d'efficacité économique. Les infirmières et les infirmiers sont ouverts à l'idée que toute personne devrait avoir accès à *tout* bien et service nécessaire à la santé et au développement de l'être humain, sur la base du besoin et non de la capacité à payer. Du point de vue moral, nous croyons que des résultats optimaux pour tous est le plus grand objectif social. Ainsi, on pourrait dire que, au sens strict, les soins de santé ne sont peut-être pas aussi importants après tout. Or, il reste que les coûts liés aux soins de santé varient énormément d'une personne à l'autre, bien plus que ceux liés aux denrées alimentaires et au logement. La justice semble insister pour dire que la personne qui a besoin d'une intervention chirurgicale coûtant potentiellement des dizaines de milliers de dollars ne devrait pas porter le double fardeau d'une crise physique et financière. Dans une telle situation, les principes d'égalité exigent une intervention de la société pour alléger l'impact et égaliser les chances de cette personne pour qu'elle connaisse sécurité et bonheur.

Nous pourrions ajouter que les soins de santé au Canada sont un domaine où des progrès importants ont été faits pour limiter les forces du marché dans l'intérêt de la vaste majorité des citoyennes et des citoyens. Alors, pourquoi abandonner les acquis en matière d'égalité dans le domaine de la santé simplement parce que des améliorations similaires n'ont pas encore été faites dans d'autres domaines essentiels à une vie bien remplie?

II. LES ARGUMENTS INVOQUÉS EN FAVEUR DES INTERVENANTS DU PRIVÉ

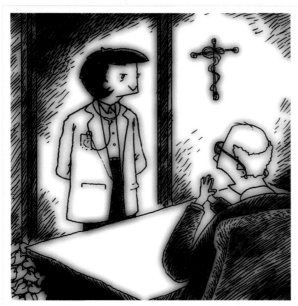

Nous avons besoin qu'ils pensent assurance-maladie bonifiée — mais c'est encore une question de profits.

Il ne fait aucun doute que l'Association médicale canadienne (AMC) est le plus important organisme canadien sous-crivant à un rôle élargi pour le secteur privé. Cela n'est pas surprenant venant d'un regroupement de professionnels qui, historiquement et en grande partie, ont accepté le régime public d'assurance-maladie avec une hostilité marquée ou, du moins, à contrecœur. Devons-nous nous surprendre du fait que ce regroupement ait toujours inclus certaines personnes déterminées à établir une distinction entre les principes du professionnalisme et l'idéologie politique? Peut-être pas.

Or, les personnes jouissant d'un avantage politique dans leur organisation ont fait preuve de bons sens dans leurs dernières interventions. Brian Day, chirurgien orthopédique, fondateur, copropriétaire et président du *Cambie Surgery Centre* de Vancouver, centre à but lucratif, est conscient du fait que les Canadiennes et les Canadiens sont attachés à l'assurance-maladie. Il affirme son engagement envers la couverture universelle et rate rarement l'occasion de rappeler aux critiques qu'il n'appuie pas la mise en œuvre, au Canada, du modèle américain de soins de santé. Toutefois, le Dr Day sait aussi que la population canadienne est frustrée en raison des failles au système. Les personnes qui languissent pendant des heures à l'urgence ou celles dont la chirurgie a dépassé le délai d'attente recommandé par le médecin, ou celles qui ne peuvent trouver un médecin de famille sont potentiellement ouvertes à un plus grand rôle joué par les fournisseurs de soins de santé à but lucratif et les assureurs privés.

Voilà l'essentiel de l'argumentation de l'AMC. Convaincue que les délais d'attente sont le principal démon tourmentant les soins de santé au Canada, particulièrement dans le cas des interventions suivantes : arthroplastie, pontage aortocoronarien, chirurgie de la cataracte, imagerie par résonnance magnétique (IRM) et radiothérapie, l'Association a incité les gouvernements à combler l'écart en déployant le tapis rouge aux fournisseurs à but lucratif. C'est ainsi que l'AMC en parle dans un document publié en 2007 intitulé *Toujours une question d'accès. L'assurance-maladie bonifiée* : « Dans la mesure où l'infrastructure publique courante limite la capacité, les gouvernements devraient envisager d'accorder au secteur privé des contrats de prestation de services financés par le secteur public ».[2] Certes, l'Association est consciente que tout secteur privé en développement aura à partager les ressources humaines avec le secteur public. En l'absence d'une augmentation substantielle du nombre de médecins, l'impact d'une telle initiative d'impartition serait, il n'y a aucun doute, un stress supplémentaire exercé sur le système public. C'est du moins dans ce contexte que le lecteur doit comprendre la plus récente campagne de l'AMC visant à faire

pression sur le gouvernement fédéral pour qu'il finance la formation d'un plus grand nombre de médecins. Sans bassin plus large de médecins auquel s'approvisionner, il ne peut y avoir de rôle élargi pour la médecine privée, même dans la tête de ceux et celles qui appuient une telle initiative.

Dans une recommandation complémentaire tirée de *Toujours une question d'accès. L'assurance-maladie bonifiée*, les médecins réitèrent leur demande pour un Fonds d'accès aux services de santé à l'intention des patients se butant à des listes d'attentes beaucoup trop longues. Ainsi, les patients devant attendre plus longtemps que la période d'attente recommandée, devraient, selon les médecins, avoir accès à des fonds leur permettant de se faire traiter ailleurs, soit dans une autre province ou à l'extérieur du pays. À

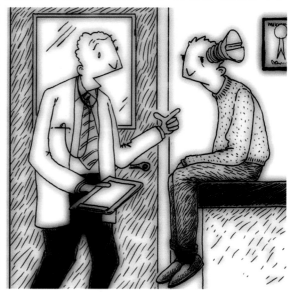

Vous n'avez pas d'assurance pour couvrir cette procédure? OUAIS, vous êtes vraiment dans de beaux draps!

cet égard, l'AMC ne se fait pas explicite pour dire si de tels coûts, ou simplement une partie de ces coûts, seront imputés à la facture publique.[3] Il est clair que si une partie seulement des coûts est imputée au secteur public, les Canadiennes et les Canadiens pourraient voir une subvention supplémentaire accordée à ceux et celles qui peuvent payer les coûts non couverts par le fonds. Sous l'apparence de nous faire une faveur, les médecins demanderaient en fait une assistance publique pour ceux et celles qui sont en mesure de se payer une assurance privée (ou s'en payer davantage).

Documenter le coût des temps d'attente

Sans bassin plus large de médecins auquel s'approvisionner, il ne peut y avoir de rôle élargi pour la médecine privée.

En janvier 2008, lors d'une activité organisée par l'exclusif National Club de Toronto, l'AMC a tenté de faire valoir sa position en pointant du doigt les ramifications des délais d'attente et en publiant une étude menée pour elle par le *Centre for Spatial Economics*. Dans *The Economic Cost of Wait Times in Canada,* les auteurs arrivent à la conclusion que, en 2007, l'ensemble du pays s'était appauvri de 14,8 millions de dollars en raison des patients « qui ont dû attendre plus longtemps que le recommandent les médecins pour seulement quatre interventions clés... », celles mentionnées ci-dessus, sauf la radiothérapie. Les auteurs ajoutent : « Cette réduction de l'activité économique se répercute à la baisse sur les recettes des gouvernements fédéral et provinciaux, d'un total combiné de 4,4 milliards de dollars en 2007. »[4]

Le rapport révèle et répète des faits importants et préoccupants au sujet des soins au Canada. Les patients en attente de traitement sont souvent incapables de travailler; les membres de la famille, en général les femmes, doivent s'absenter du travail pour de longues périodes afin de prendre soin d'un être cher en attente de chirurgie; qui plus est, ces personnes accusent alors une perte de revenu. Examens et tests coûteux se multiplient, et il est justifié de jeter le blâme des pertes économiques encourues sur les délais d'attente, étant donné que ces tests s'avèrent nécessaires en raison des retards *excessifs* du traitement. Dans ce scénario, d'autres médicaments sont prescrits et consommés. Lors de la présentation de l'étude, le Dr Day a fait référence, de façon touchante, à des patients qui ont développé une dépendance aux médicaments antidouleur ou ont sombré dans une dépression profonde pendant qu'ils attendaient une chirurgie.

Nous pouvons aussi féliciter les auteurs de *The Economic Cost of Wait Times in Canada* pour avoir seulement évalué la facture des délais d'attente qui dépassent la période recommandée par le médecin, telle qu'établie par l'Alliance sur les temps d'attente (association composée de 16 sociétés de médecins spécialistes). Ils feraient preuve de grave lacune intellectuelle s'ils suggéraient que les Canadiennes et les

Canadiens pourraient créer un système dans lequel il n'y aurait *aucun* temps d'attente pour les interventions médicales et que tous les membres de la société en âge de travailler pouvaient atteindre une maximisation de leur revenu en tout temps (une fois sortis du bloc opératoire). Inévitablement, la maladie entraîne des pauses dans la productivité mais, en soi, cela n'est pas indésirable. De plus, il y aura toujours des temps d'attente sous une forme quelconque : les médecins auront de petites périodes « oisives » en attendant l'arrivée des patients (dans un système où il y a peu de maladies et de blessures ou dans un système de rationnement qui oblige la personne moins bien nantie à rester à la maison) ou les médecins très occupés, même s'il y a beaucoup de médecins, demanderont aux patients de « faire la queue » du moins pour quelque temps. Le secteur des soins de santé ne sera jamais comparable au secteur des pièces pour véhicules automobiles.

Or, nous avons raison de nous inquiéter à la lecture des données présentées dans *The Economic Cost of Wait times in Canada* – en moyennes nationales pondérées selon la province. Par exemple, les auteurs ont déterminé que, dans le cas des patients qui attendent plus longtemps que les 180 jours environ (du spécialiste à la chirurgie) recommandés pour une arthroplastie, l'attente moyenne est de presque un an, même si le temps d'attente moyen est moins de 100 jours. Il ne fait aucun doute que cette statistique s'accompagne de nombreuses histoires d'an-goisse et de frustration. Dans le cas de l'IRM, le temps d'attente moyen excède de 30 jours la norme « médicalement raisonnable ».

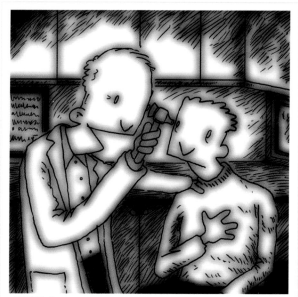

Toutefois, une lecture minutieuse du document révèle un résultat qui pourrait s'avérer quelque peu gênant pour les commanditaires de l'étude. Ainsi, des 14,8 milliards de dollars associés au coût social des temps d'attente excessifs, les retards liés aux tests d'IRM seulement expliqueraient 13,8 milliards de cette somme! Autrement dit, les délais d'attente excessifs associés à l'arthroplastie, la chirurgie de la cataracte et

OUAIS! Je vois vraiment beaucoup de services médicaux rayés de la liste là-dedans.

le pontage coronarien nous coûtent un milliard selon les auteurs de cette étude.[5] Cette somme est loin d'être négligeable. Les décideurs doivent en tenir compte. Toutefois, cette conclusion a un effet modérateur sur l'alarme déclenchée par l'AMC. Peu de temps après la publication de l'étude commandée par l'AMC, Steven Lewis, analyste des politiques en matière de santé de l'Université de Calgary, a remis en question l'hypothèse selon laquelle tous les tests d'IRM sont médicalement nécessaires. Dans une entrevue accordée à la *Presse canadienne,* Lewis a mentionné que les experts ne peuvent dire avec précision quels ont été les avantages supplémentaires d'une plus grande utilisation de cette technique au cours des 10 dernières années. Il laisse aussi à penser que le renflement des coûts serait davantage une conséquence d'une utilisation excessive et d'un « gaspillage de service » que d'une sous-capacité.[6]

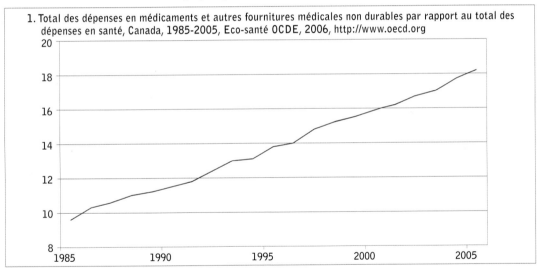

1. Total des dépenses en médicaments et autres fournitures médicales non durables par rapport au total des dépenses en santé, Canada, 1985-2005, Eco-santé OCDE, 2006, http://www.oecd.org

De son côté, le Dr Martin pense que, lorsqu'il est question de résonnance magnétique, « la relation entre la demande et le besoin n'est pas claire. Une attente sociale a été créée. » Elle mentionne que les tests d'IRM révèlent souvent des éléments qui feront l'objet d'une étude plus poussée sans nécessairement mener à un changement dans le traitement du patient. Elle suggère de meilleures lignes directrices en matière de pratique clinique à l'intention des médecins afin qu'ils puissent déterminer si l'IRM est vraiment nécessaire. Certes, plusieurs patients payent un prix affectif considérable pendant qu'ils sont en attente d'un test d'IRM, et tous les professionnels de la santé s'entendent pour dire qu'ils méritent alors empathie et soutien. Or, on ne peut affirmer que ce service est toujours prescrit de façon justifiée. Il est possible que les auteurs de *The Economic Cost of Wait Times in Canada* aient ciblé une dépense qui s'explique davantage par un recours excessif à un appareil médical que par une sous-capacité du secteur public. Est-il possible que les délais d'attente pour les tests d'IRM à l'intention des personnes qui en ont réellement besoin aient été exacerbés par cette utilisation abusive?

Or, selon le point de vue de l'AMC, la demande croissante pour ces appareils, plutôt rares au Canada comparativement à plusieurs autres pays de l'OCDE, offre aux investisseurs l'opportunité de développer davantage le réseau des cliniques de diagnostic. Ainsi, les Canadiennes et les Canadiens auront accès, en plus grand nombre et plus rapidement, à la technologie médicale la plus récente. Certains clients devront être choisis à partir de ce que le Dr Martin appelle le « puits des inquiets ».

Reconnaître et énumérer les faiblesses du système

Toujours une question d'accès. *L'assurance-maladie bonifiée* souligne des éléments économiques cruciaux liés à la mosaïque de notre système public-privé et cible, entre autres, les médicaments comme

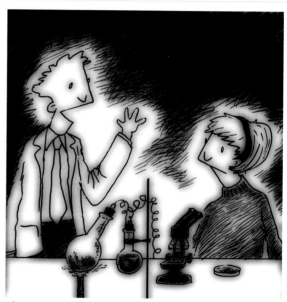

J'ai créé un nouveau médicament miracle! Attendons maintenant que le département de marketing nous dise quelle maladie il pourrait guérir...

principaux responsables de l'escalade des dépenses en santé au cours des dernières décennies. De 1986 à 2006, les dépenses liées aux médicaments sur ordonnance sont passées de sept à plus de 14 % du total des dépenses en santé. Selon le Congrès du travail du Canada, depuis l'an 2000, les dépenses liées aux médicaments sur ordonnance au Canada ont augmenté de 11 % annuellement. Une équipe de deux auteurs a déterminé que, depuis 1980, « l'augmentation annuelle du coût des médicaments sur ordonnance »

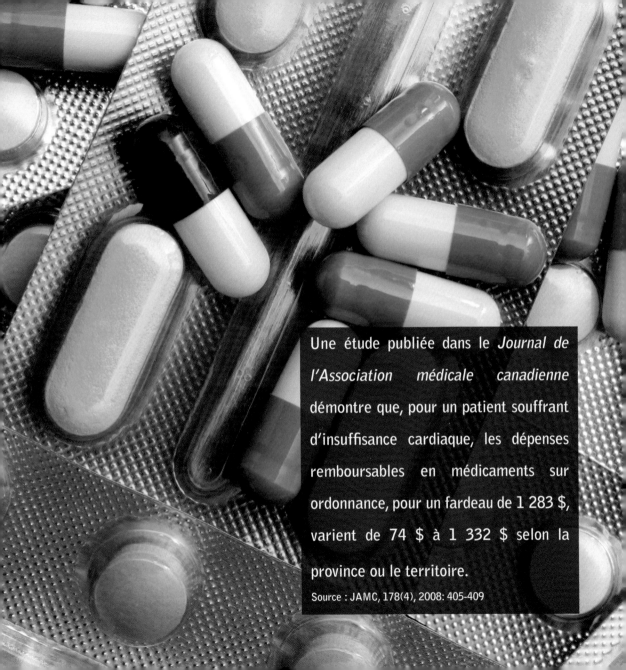

Une étude publiée dans le *Journal de l'Association médicale canadienne* démontre que, pour un patient souffrant d'insuffisance cardiaque, les dépenses remboursables en médicaments sur ordonnance, pour un fardeau de 1 283 $, varient de 74 $ à 1 332 $ selon la province ou le territoire.

Source : JAMC, 178(4), 2008: 405-409

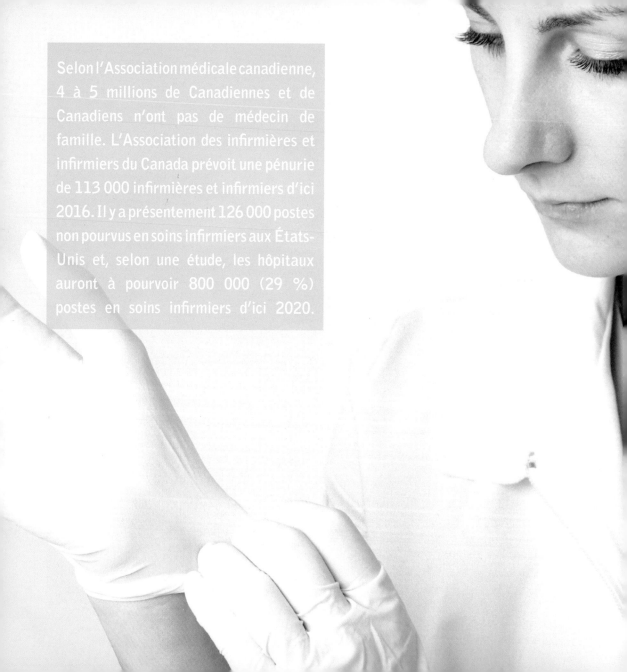

Selon l'Association médicale canadienne, 4 à 5 millions de Canadiennes et de Canadiens n'ont pas de médecin de famille. L'Association des infirmières et infirmiers du Canada prévoit une pénurie de 113 000 infirmières et infirmiers d'ici 2016. Il y a présentement 126 000 postes non pourvus en soins infirmiers aux États-Unis et, selon une étude, les hôpitaux auront à pourvoir 800 000 (29 %) postes en soins infirmiers d'ici 2020.

aurait pu financer « les services de 3 500 nouveaux médecins à chaque année ».[7] Qu'est-ce qui rend les médicaments, ou la politique établie pour les offrir, si inflationnistes? Dans un document publié en 2006, intitulé *En obtenir plus à meilleur compte. Stratégie nationale sur l'assurance-médicaments*, la Coalition canadienne de la santé – qui n'est pas une amie de l'AMC quand vient le temps de prescrire un traitement pour le système – fait observer : « la hausse rapide des prix des médicaments tient principalement à l'incessant remplacement de médicaments existants par des médicaments nouveaux plus chers. » En citant 117 nouveaux produits mis en marché au Canada entre 1998 et 2002 et des données du Conseil d'examen du prix des médicaments brevetés, la coalition arrive à la conclusion que moins de 13 % de ces nouveaux produits offrent « une amélioration appréciable » par rapport aux médicaments existants.[8] En bref, le processus par lequel les nouvelles générations de médicaments arrivent sur les tablettes s'accompagne souvent d'une augmentation inutile des prix; les compagnies pharmaceutiques multinationales essaient de gonfler leurs profits, alors que les assureurs privés se démènent pour protéger leur bénéfice net. Qui plus est, les lois canadiennes sur les brevets accordent une protection monopolistique de 20 ans sur les nouveaux médicaments, rendant ainsi obsolètes les avantages concurrentiels des substituts génériques mis sur le marché.

Alors que les dépenses en santé du secteur public, exprimées en pourcentage du PIB, soient demeurées stables (elles ont subi un déclin dans les années 1990 après avoir augmenté avant cette époque en raison, principalement du ralentissement de la croissance économique pendant la récession des années 80, comme le fait observer l'économiste Raisa Deber), les dépenses d'ensemble ont connu une hausse en raison des augmentations des primes d'assurances dépassant de beaucoup le taux d'inflation. L'AMC semble admettre cette réalité.

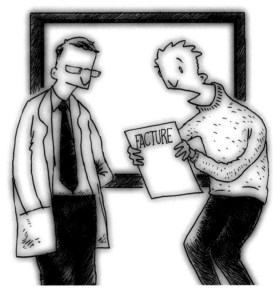

Un instant! Je pensais que vous alliez me guérir avec des médicaments, non pas avec des principes de l'économie de marché!

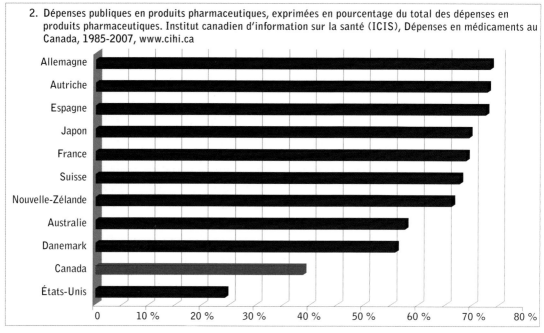

2. Dépenses publiques en produits pharmaceutiques, exprimées en pourcentage du total des dépenses en produits pharmaceutiques. Institut canadien d'information sur la santé (ICIS), Dépenses en médicaments au Canada, 1985-2007, www.cihi.ca

Dans *Toujours une question d'accès. L'assurance-maladie bonifiée,* les auteurs estiment que quelque 3,5 millions de Canadiennes et de Canadiens ne sont pas cou-verts pour les médicaments sur ordonnance ou ont une couverture insuffisante. Par ailleurs, selon Statistique Canada, un peu plus du tiers des milieux de travail offrent des avantages sociaux. Autrement dit, une personne doit travailler pour une grosse compagnie ou une compagnie syndiquée si elle veut avoir une assurance payée par l'employeur ou elle doit avoir un conjoint ou une conjointe qui a un poste dans une telle entreprise. Or, les plus petites entreprises sont responsables de la croissance des emplois même si la perte d'emplois a tendance à toucher le secteur manufacturier où les salaires sont souvent plus élevés et les employés ont plus facilement accès aux avantages sociaux. De plus, la couverture assurée par les régimes provinciaux est très fragmentée. Par exemple, les personnes âgées de l'Ontario paient beaucoup moins pour les médicaments sur ordonnance que leurs homologues du Nouveau-Brunswick et de Terre-Neuve-et-Labrador. Le scénario n'est pas particulièrement encourageant.

Il n'y a pas lieu de s'étonner si l'AMC souligne aussi la faiblesse actuelle du système à fournir un accès universel aux soins primaires en nous rappelant que 4,5 millions de Canadiennes et de Canadiens n'ont pas de médecin de famille. Plusieurs sont reconnaissants de ne pas avoir à payer pour voir le médecin or, s'ils pouvaient seulement avoir un rendez-vous…! Le ratio médecin-patients a subi une chute radicale au Canada depuis les années 1970 et se situe maintenant sous la moyenne de l'OCDE de trois médecins pour mille habitants.[9]

Nous devons aussi tenir compte de d'autres critiques formulées par le Dr Day, entre autres, à l'endroit des soins de santé canadiens. Comment se fait-il que les médicaments antidouleur, les antibiotiques ou les béquilles ne soient pas considérés comme « médicalement nécessaires » et, par conséquent, ne soient pas couverts pas les régimes provinciaux? Pourquoi les décideurs n'ont-ils pas défini adéquatement l'expression « médicalement nécessaire »? Pourquoi les patients doivent-ils payer pour des appareils améliorés, par exemple de meilleurs plâtres, dans des hôpitaux soi-disant sans but lucratif? Pourquoi ne discutons-nous pas plus ouvertement de l'assurance médicale privée? Et, finalement, formulons la dernière question dans

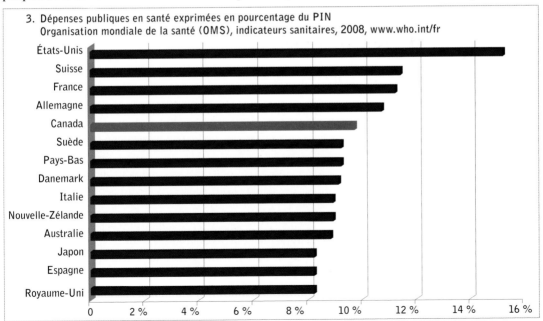

3. Dépenses publiques en santé exprimées en pourcentage du PIN
Organisation mondiale de la santé (OMS), indicateurs sanitaires, 2008, www.who.int/fr

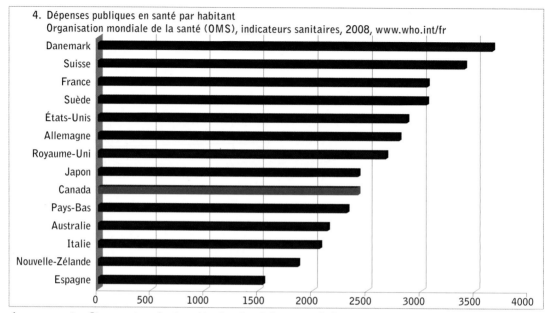

4. Dépenses publiques en santé par habitant
Organisation mondiale de la santé (OMS), indicateurs sanitaires, 2008, www.who.int/fr

des mots qui reflètent mieux les inquiétudes des défenseurs de l'assurance-maladie : pourquoi est-ce que les politiciens de la C.-B., et ceux de l'Alberta jusqu'au Québec, essaient subrepticement d'élargir le champ d'activité des assureurs privés sans parler ouvertement des dangers d'emprunter une telle direction?

Tout cela, bien sûr, sont des questions auxquelles les politiciens répondent rarement de façon adéquate. Toutefois, ce qui est intéressant est la façon dont l'AMC réagit aux faiblesses des soins de santé au Canada et aux politiques et questions qui en découlent. Alors que nous ne nions pas l'utilité d'augmenter le financement public afin de former de nouveaux médecins et autres professionnels de la santé, les médecins, de leur côté, accueillent à bras ouverts des mesures parallèles, dont des arrangements avec les assureurs privés, afin d'augmenter la couverture des médicaments pour les personnes qui n'ont pas d'assurance; des régimes enregistrés d'épargne pour aider à couvrir les soins de longue durée; et, tel que mentionné plus haut, un plus grand rôle joué par les fournisseurs à but lucratif. Les médecins semblent avoir peu d'empathie pour la conclusion réfléchie de la Coalition canadienne de la santé selon laquelle un régime national d'assurance-médicaments pourrait non seulement améliorer l'accès aux médicaments pour plusieurs personnes mais permettrait aussi d'en redistribuer plus équitablement le coût en obligeant

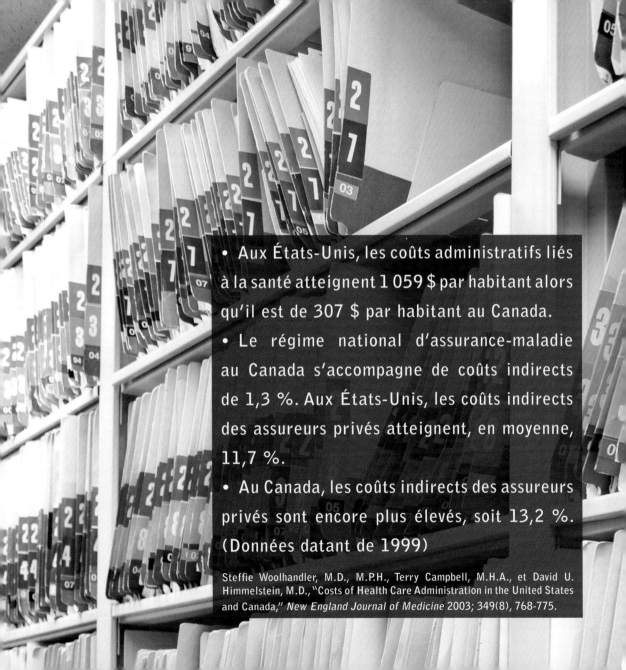

• Aux États-Unis, les coûts administratifs liés à la santé atteignent 1 059 $ par habitant alors qu'il est de 307 $ par habitant au Canada.

• Le régime national d'assurance-maladie au Canada s'accompagne de coûts indirects de 1,3 %. Aux États-Unis, les coûts indirects des assureurs privés atteignent, en moyenne, 11,7 %.

• Au Canada, les coûts indirects des assureurs privés sont encore plus élevés, soit 13,2 %. (Données datant de 1999)

Steffie Woolhandler, M.D., M.P.H., Terry Campbell, M.H.A., et David U. Himmelstein, M.D., "Costs of Health Care Administration in the United States and Canada," *New England Journal of Medicine* 2003; 349(8), 768-775.

les employeurs (et pas seulement ceux qui offrent déjà des régimes à leurs employés) à assumer le fardeau financier par des contributions d'application générale. Selon le D' Day, les « principes de l'économie de marché » et les actionnaires doivent tenir un plus grand rôle au sein du système.

Suivre la tendance du public-privé… et tirer des conclusions sélectives

Pourquoi choisir cette voie? Premièrement, selon les dirigeants de l'AMC, parce que le public-privé est la voie empruntée dans le monde. La couverture complète de services de santé supplémentaires ne se concrétise tout simplement pas. Assurance privée, participation aux coûts et dépenses payées de la poche « c'est ce qu'ont vécu la plupart des pays européens et autres pays industrialisés », précise-t-on dans *Toujours une question d'accès. L'assurance-maladie bonifiée.*

Or, cela n'est pas complètement faux. Dans le système complexe, relativement coûteux et historiquement efficace de la France, des frais allant de zéro à 100 % ont été facturés dans les dernières décennies pour différents services médicaux et paramédicaux (bien que les Français s'appuient généralement sur les « organismes complémentaires de protection sociale » pour obtenir un remboursement des coûts alors que les habitants les plus pauvres n'ont pas à participer aux coûts).[10] Or, plusieurs Français et Françaises sont de plus en plus mécontents et protestent contre la marée montante de frais, à l'avantage des assureurs, facturés par les cliniques à but lucratif appartenant à des actionnaires alors que les hôpitaux publics, dont la plupart accusent un déficit, sentent un resserrement sur le plan financier. La Suède aussi impose des frais modérateurs depuis que le Parti social démocratique a adopté les soins universels au début des années 1970. À Stockholm, le gouvernement extrême-centrisme actuel favorise la privatisation des pharmacies, des hôpitaux et, jusqu'à un certain point, des soins primaires. Les soins dentaires publics ont aussi connu une érosion importante dans la Mecque scandinave de la démocratie sociale, et plusieurs Suédois et Suédoises expriment leur mécontentement par rapport à ces mesures. Pendant la période où les conservateurs et les nouveaux travaillistes ont été au pouvoir, la Grande-Bretagne a intégré, en force, les « principes de l'économie de marché » et les pratiques connexes au *National Health Service* et a éliminé, en grande partie, les soins dentaires gratuits, au désarroi de nombreux Britanniques de la classe ouvrière. Après la dictature, l'Espagne a été gouvernée en grande partie par le Parti socialiste ouvrier espagnol (PSOE), et le pays comprend des systèmes de santé parallèles, publics et privés, ainsi qu'un système pour les militaires. Il n'y a probablement pas un seul Espagnol qui ne se soit plaint, au cours de sa vie, des heures passées dans les salles d'attente des cliniques publiques. L'Australie et la Nouvelle-Zélande ont aussi des systèmes parallèles au sein desquels on trouve les soins privés et les régimes d'assurances. Nous allons explorer les failles de ces systèmes un peu plus loin. Et nous savons tous ce qui se passe aux États-Unis.

En bref, l'AMC ne commet pas d'erreur lorsqu'elle parle du mélange public-privé dans la médecine d'ensemble. Mais ont-ils raison de suggérer qu'il s'agit d'une chose positive? Ne sont-ils pas conscients que les citoyennes et les citoyens d'autres pays industrialisés sont de plus en plus mécontents des tendances récentes? La lutte pour le profit est une lutte à l'échelle de la planète, et le Canada n'est pas le seul pays à se retrouver au cœur de la mêlée.

Mis à part le mécontentement général, même si les médecins choisissaient les options adoptées par le monde industrialisé comme modèle pour le Canada, ils continueraient quand même, en toute bonne conscience, à défendre un rôle élargi pour les soins publics et une moindre dépendance vis-à-vis les assurances privées et les budgets des familles pour financer les services. Cela s'explique par le fait que le ratio canadien de 70/30 entre les dépenses publiques et privées en santé est relativement bas en ce qui a trait à la partie publique. En France, le ratio tourne autour de 78/22 et, en Suède, la proportion publique est d'environ 85 %.[11] En Suède et en France, les médicaments sont largement financés et assortis d'un plafond annuel d'environ 300 $ pour les médicaments sur ordonnance. Malgré ses systèmes parallèles, l'Espagne offre des médicaments beaucoup moins coûteux ainsi que des soins dentaires gratuits aux jeunes enfants. En Italie et en Allemagne, les dépenses publiques en santé par habitant dépassent celles du Canada.

En janvier 2008, le Dr Day a offert une réponse intéressante lorsqu'on lui a demandé s'il pensait que le Canada devrait améliorer l'accès aux soins de santé par l'intermédiaire d'une couverture publique plus large. Il a alors cité les données d'un sondage de l'AMC, selon lequel les Canadiennes et les Canadiens à revenu plus élevé étaient satisfaits de la situation actuelle alors que les personnes plus pauvres (celles gagnant moins de 30 000 $) préféreraient un ratio de 70/30 pour tous les volets des soins médicaux. Ainsi, si ce type de système était mis en œuvre, un patient pourrait payer 30 cents sur chaque dollar lié au coût de la visite chez le médecin mais jouir aussi d'une couverture de 70 % pour tous les médicaments et les soins dentaires. Les mots du Dr Day reflétaient une certaine sympathie pour une telle réforme. Il n'a pas dit si les personnes moins nanties qui ont participé au sondage aimaient l'idée de continuer à recevoir des soins hospitaliers et médicaux gratuits *ainsi qu'une* meilleure couverture pour d'autres services mais il se doutait bien de ce qu'ils auraient répondu. Est-il probable que, s'il n'en tenait qu'à eux, les personnes moins bien nanties feraient le pari de devoir assumer 30 % du coût d'une intervention complexe? Il ne fait aucun doute que ces Canadiennes et ces Canadiens auraient pu imaginer une série de réformes auxquelles le titre *Toujours une question d'accès. L'assurance-maladie bonifiée* se serait appliqué plus honnêtement. Mais les « gouvernements ne peuvent pas tout couvrir », de préciser le chirurgien.[12]

Le régime d'assurance-maladie vous donne des droits.

Défendez-les.

Pour en savoir davantage au sujet de vos droits relativement à l'assurance-maladie, visitez

www.soinsdesanteundroit.ca

III. Examiner les données : Les activités à but lucratif — avantage ou désavantage?

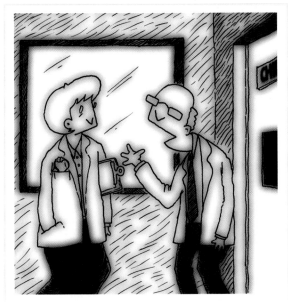

Combien de noms encore faudra-t-il sur la liste d'attente publique avant qu'ils viennent se faire traiter dans ma clinique privée?

Bien sûr, il ne suffit pas de dire que : 1) la tendance mondiale semble favoriser un rôle élargi pour les fournisseurs de soins de santé à but lucratif, et que 2) dans le système canadien quelque peu en difficulté, les hôpitaux et les sous-secteurs primaires excluent en grande partie les activités à but lucratif et, par conséquent, les solutions se trouvent dans les principes de l'économie de marché et dans une augmentation du chiffre d'affaires des entreprises axées sur les actionnaires. Il faut aussi arriver à démontrer, par exemple, que les activités à but lucratif réduisent ou éliminent les temps d'attente. Mais est-ce vraiment le cas?

Le dossier des temps d'attente dans les systèmes parallèles : les privatiseurs réfutés

Ayant, à leur acquis, une plus grande expérience des soins privés à but lucratif, les pays industrialisés, autres que le Canada, nous offrent de nombreux indices sur les répercussions potentielles, sur les listes d'attente du système public canadien, d'une augmentation des soins privés. Les listes d'attente du secteur public sont, bien sûr, la clé car il est plus que probable que les soins parallèles réduisent les délais d'attente de ceux et celles qui peuvent payer. Or, les personnes faisant l'éloge de la privatisation ne réussissent pas à le prouver, du moins lors de leurs exercices de relations publiques. Ils suggèrent qu'un système à deux paliers aidera tout le monde en stimulant la concurrence et en éliminant les bouchons.

Au milieu des années 1980, plus du quart des lits d'hôpitaux de la Nouvelle-Zélande se trouvaient dans des établissements privés alors qu'une proportion légèrement plus grande de la population avait une forme quelconque d'assurance privée. Les lacunes d'un système public sous-financé ont poussé les mieux nantis à faire appel au système parallèle. La concurrence a-t-elle aidé? Les données sur les temps d'attente pour toutes les chirurgies dans le système public sont non ambiguës entre 1984 et 1986 même s'il y a une différence entre les autorités sanitaires locales. Le nombre de patients en attente pour une période de plus d'une année a augmenté de quatre pour cent dans une région et de 27,5 % dans une autre. Ailleurs au pays, les chiffres tournaient autour de 10 %. Les temps d'attente liés aux chirurgies orthopédiques affichent l'augmentation la plus brutale. Les listes d'attente du système public étaient les plus longues précisément dans les régions où le secteur privé était le plus fort.[13] Que s'est-il donc passé? Simplement dit, il semble que l'augmentation des soins à but lucratif en Nouvelle-Zélande a soutiré, au secteur public, des ressources humaines et matérielles. En raison de la concurrence, les parts du gâteau des soins de santé étaient distribuées de façon plus inégale. Ceux et celles qui avaient de l'argent

...l'augmentation des soins à but lucratif en Nouvelle-Zélande a soutiré, au secteur public, des ressources humaines et matérielles. En raison de la concurrence, les parts du gâteau des soins de santé étaient distribuées de façon plus inégale.

à dépenser en ont bénéficié alors que les autres en ont souffert.

Délaissons l'Océanie pour nous tourner vers des données plus récentes et jetons un coup d'œil aux anecdotes d'attente venant de l'Australie où le système parallèle est bien établi. Selon Stephen Duckett, professeur australien de politiques en matière de santé, dès 2004, on peut dire sans réserve que 40 % des admissions dans les hôpitaux de ce pays se faisaient dans les établissements privés. (À titre de comparaison, entre le début des années 1980 et la fin des années 1990, le système public occupait une grande partie de la place préalablement occupée par les soins privés. Or, au cours des premières années du nouveau millénaire, on a assisté à un retour des assurances et des soins axés sur les profits et appuyés par l'État). Duckett souligne que « qu'importe la spécialité, une augmentation du nombre de chirurgies pratiquées dans le secteur privé signifie une augmentation des temps d'attente dans le secteur public et une diminution des temps d'attente pour les interventions pratiquées dans les hôpitaux privés. » [Traduction][14]

Selon les données recueillies en 2007 par le Parti travailliste australien, juste avant qu'il ne reprenne le pouvoir longtemps entre les mains du gouvernement de centre-droite, le pourcentage de patients en attente d'une chirurgie élective dans le secteur public, et ayant dépassé les temps d'attente recommandés, est passé de 10 à 19 % entre 1998 et 2006. Or, entre 2000 et 2005, la proportion du financement fédéral accordé aux hôpitaux publics en Australie a chuté de 47 à 41 %.[15] On encourageait ainsi la mise en place d'un système privé, apparemment aux dépens du système public, mais les gens se faisaient dire qu'une plus grande concurrence entre les deux systèmes serait à leur avantage. Si l'on évalue la situation à partir des temps d'attente pour les chirurgies seulement, les résultats étaient définitivement bons pour les personnes couvertes par une assurance privée mais incontestablement mauvais pour celles choisissant le secteur public.

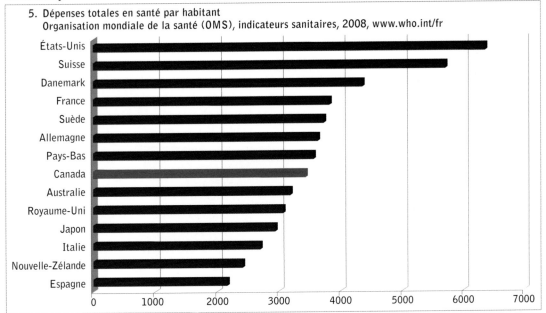

5. Dépenses totales en santé par habitant
Organisation mondiale de la santé (OMS), indicateurs sanitaires, 2008, www.who.int/fr

Le Canada offre aussi quelques exemples comparables. Faisant référence aux tendances dégagées des chirurgies de la cataracte en Alberta et citant l'Association des consommateurs de cette province, Maude Barlow du Conseil des Canadiens écrit que, à Calgary où, pour un certain temps, les cliniques étaient toutes des entités privées, les temps d'attente étaient généralement le double de ceux d'Edmonton et de Lethbridge, villes où la majorité des interventions étaient pratiquées dans des établissements publics.[16] Les personnes participant au débat public-privé peuvent tirer des leçons utiles à partir de ces données.

Or, lorsqu'il est question d'arthroplastie de la hanche et du genou dans ce pays, Colleen Flood, professeur et analyste de politiques en santé, estime que si l'on détournait 10 % des spécialistes du secteur public vers le secteur privé, les temps d'attente moyens pour les deux interventions augmenteraient d'au moins 20 jours.

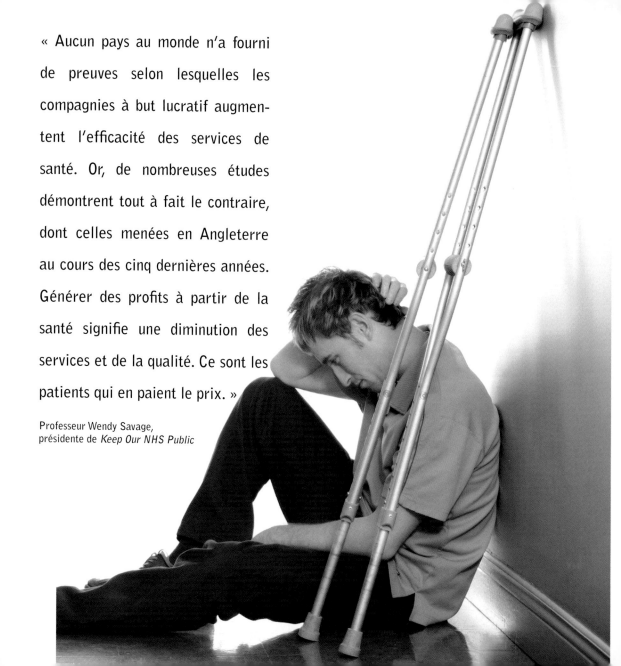

« Aucun pays au monde n'a fourni de preuves selon lesquelles les compagnies à but lucratif augmentent l'efficacité des services de santé. Or, de nombreuses études démontrent tout à fait le contraire, dont celles menées en Angleterre au cours des cinq dernières années. Générer des profits à partir de la santé signifie une diminution des services et de la qualité. Ce sont les patients qui en paient le prix. »

Professeur Wendy Savage,
présidente de *Keep Our NHS Public*

Raccourcir les temps d'attente... publiquement

Le Canada offre peu en guise de comparaison relativement au public-privé mais, par contre, il est une bonne source d'exemples démontrant comment réduire les temps d'attente pour les chirurgies électives grâce à des améliorations au système public.

Pour le moment, gardons l'exemple de l'Alberta et parlons du Rapport du comité consultatif du ministre sur la santé, rédigé en 2001. Ce rapport recommande un plus grand rôle joué par les assureurs privés. Même s'il faisait partie du conseil d'administration de plusieurs compagnies d'assurances, le fait que Don Mazankowski préside un tel conseil ne semblait pas être un problème, du moins pour certaines personnes. En Alberta, le projet de loi 11 (le *Health Care Protection Act*) réitère le besoin de faire place à davantage de services médicaux à but lucratif. Mais il semble que des efforts sont aussi déployés dans la province pour améliorer le régime public d'assurance-maladie.

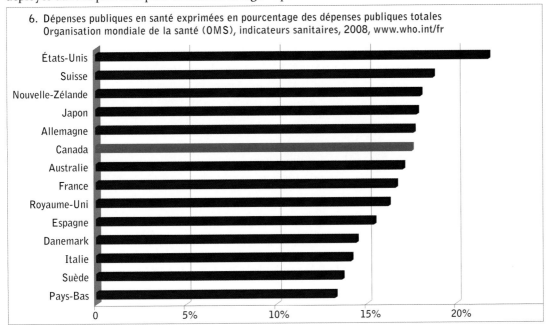

6. Dépenses publiques en santé exprimées en pourcentage des dépenses publiques totales
Organisation mondiale de la santé (OMS), indicateurs sanitaires, 2008, www.who.int/fr

Lors d'un sommet sur les politiques en matière de santé dans l'ouest canadien, qui a eu lieu à Calgary en décembre 2007, le D^r Cy Frank, directeur exécutif du *Bone and Joint Health Institute* de l'Alberta, a parlé d'un projet pilote visant à réduire les temps d'attente et à améliorer les résultats des personnes ayant besoin (ou n'ayant pas besoin, selon le cas) d'une arthroplastie de la hanche et du genou.[17] Le Dr Frank a souligné l'importance croissante de ces traitements. Il a fait remarquer que, au

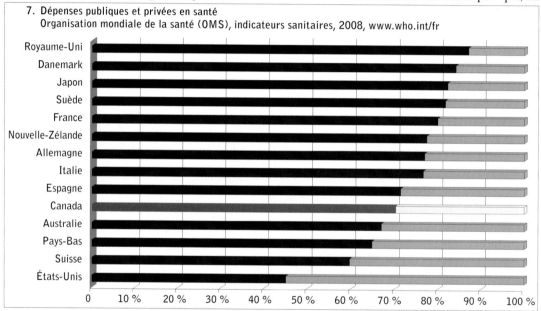

7. Dépenses publiques et privées en santé
Organisation mondiale de la santé (OMS), indicateurs sanitaires, 2008, www.who.int/fr

cours d'une seule année, une personne sur quatre en Alberta consulte un professionnel de la santé en raison d'un problème articulaire ou osseux. En comparaison, le nombre de personnes recherchant une aide en raison de problèmes cardiaques ou liés au cancer apparaît plus petit. Les lecteurs savent que la demande relative à l'arthroplastie est soutenue par les progrès technologiques qui rendent l'autre option obsolète, soit des années en fauteuil roulant ou de douleur. Entre-temps, la population vieillissante alimente cette demande et cela ne risque pas de changer.

Le Dr Frank a parlé d'une initiative prévoyant un système centralisé d'admission des patients qui éliminerait l'inefficacité inhérente à un système qui comprend plusieurs listes d'attente. La situation idéale, selon le directeur exécutif, serait que l'évaluation des patients se fasse dans une clinique centralisée par une équipe multidisciplinaire. Il serait aussi idéal de mettre en place un processus grâce auquel les patients sauraient rapidement s'ils sont candidats à la chirurgie et, s'ils ne le sont pas, les aiguillerait vers d'autres options de traitement ou de thérapie. Il a souligné l'importance de coordonner les systèmes d'information afin de consigner les progrès et partager les rétroactions sur la façon d'améliorer plus rapidement l'état de santé du patient. Il a mis l'accent sur la responsabilité du patient en se fondant sur la théorie selon laquelle des ententes signées par les patients sont la clé d'un système amélioré. Par ces ententes, des hommes et des femmes consentent à prendre les mesures nécessaires pour optimiser leur condition physique avant la chirurgie et assurer une guérison rapide et sans risque par la suite.

Avant d'aborder les données sur les délais d'attente mentionnés par le Dr Frank, voici quelques renseignements qui pourront peut-être alléger les inquiétudes, du moins en ce qui a trait à l'arthroplastie du genou et de la hanche en Alberta.

En faisant référence aux files d'attente officielles en Alberta au cours de la période 2005-2006, le Dr Frank laisse entendre que, même si tout n'allait pas de façon splendide, la vitesse à laquelle les choses s'envenimaient avait été très exagérée. Les listes de patients en attente d'une arthroplastie et ayant signé des formulaires de consentement « n'étaient pas exactes en ce qui concerne les chirurgiens ayant le plus gros volume de patients. » Le directeur exécutif précise qu'on n'avait pas pu rejoindre 11 % de ces patients et qu'un autre 14 % n'attendaient pas vraiment une chirurgie (et 9 % avaient déjà subi la chirurgie). Ainsi, environ le quart de ces cas n'étaient pas des attentes après tout. Il ajoute que « les listes d'attente des patients référés, mais n'ayant pas encore vu un

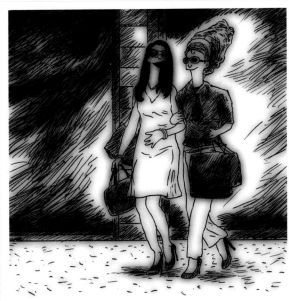

Je ne vois vraiment pas ce que les soins de santé privés ont de si mauvais – ne serait-il pas SUPER de pouvoir se payer une paire de reins griffés?

« Le ministère des Finances du Canada estime que les recettes sacrifiées au palier provincial, par rapport aux taux de l'impôt sur le revenu des entreprises et des particuliers de 1996, ont été de près de 119 milliards de dollars de 1997-1998 à 2004-2005. Le Plan budgétaire fédéral de 2003 indique que, pendant la même période, le gouvernement fédéral a renoncé à 130 milliards de dollars de recettes fiscales. Cela signifie que les réductions d'impôt ont privé le trésor public de près de 250 milliards de dollars de recettes depuis la fin des années 1990. D'autre part, l'augmentation des dépenses publiques de santé qui a été d'environ 108 milliards de dollars pendant la même période a de plus en plus été présentée comme une menace budgétaire. Pourtant, les réductions d'impôt sont, de loin, l'initiative la plus coûteuse prise par les gouvernements provinciaux et fédéral ces dernières années. »

Avons-nous les moyens de maintenir l'assurance maladie publique?
Un fort rôle pour le gouvernement fédéral
Armine Yalnizyan

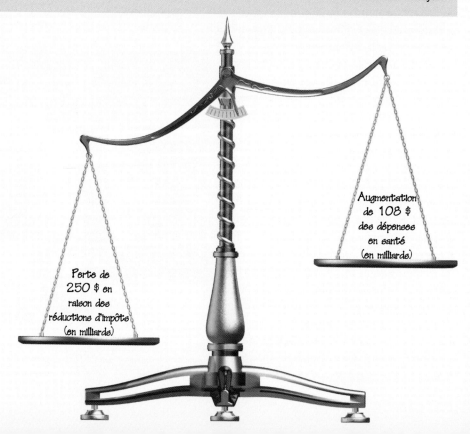

Augmentation de 108 $ des dépenses en santé (en milliards)

Perte de 250 $ en raison des réductions d'impôts (en milliards)

spécialiste, sont encore moins exactes. » En fait, 11 % des personnes sur ces listes avaient déjà subi la chirurgie. En ce qui concerne cette deuxième liste, précise le médecin, on a déterminé que près de 40 % des « patients » contribuaient à établir des statistiques erronées. Les listes d'attente n'étaient donc pas aussi alarmantes qu'on le pensait.

Il a ensuite décrit la « nouvelle méthode » qui permettait de réduire de 21 jours ouvrables le délai d'attente moyen entre le moment où le patient est référé et la première consultation avec le spécialiste. Le temps d'attente, entre la première consultation orthopédique et la chirurgie, était diminué de 87 %. Ces deux améliorations ont contribué à une attente totale de 23 semaines, soit une réduction par rapport à la « vieille méthode » qui s'accompagnait d'une attente de 87 semaines. Faisant référence à l'ensemble de la province (y compris les collectivités souscrivant encore à la « vieille méthode »), Frank affirme que, entre octobre 2006 et octobre 2007, le nombre de personnes en attente d'une arthroplastie de la hanche a chuté de près de 30 %. Un chiffre similaire s'appliquait à l'arthroplastie du genou.

Les défenseurs des soins publics en Alberta sont déterminés à tenir un œil sur le gouvernement et à réagir si ce dernier semble vouloir emprunter la direction de la privatisation. Et ils sont maintenant armés de données supplémentaires, recueillies localement, pour appuyer leur position.

Avant de passer de cette histoire de succès en Alberta à des exemples de progrès réalisés ailleurs, nous allons parler de l'initiative en matière de soins privés en Alberta, déjà mentionnée ci-dessus. Plusieurs années avant que le *Bone and Joint Health Institute* ait démontré comment améliorer les soins publics, la population de l'Alberta s'inquiétait par rapport à une législation proposée, amendée et adoptée afin d'élargir le rôle joué par les fournisseurs à but lucratif dans le but apparent de trouver une solution aux listes d'attente du secteur public. Le *Health Care Protection Act* de 2000 faisait aussi plus de place aux assurances privées. À ce moment, plus des deux tiers de la population de la province ont déclaré que les soins de santé étaient leur plus grande priorité. Les rencontres municipales se sont multipliées. Les personnes âgées, les groupes religieux et les travailleuses et les travailleurs de la santé actifs au sein de la coalition communautaire *Friends of Medicare* ont réussi à mettre un frein aux plans du gouvernement.

Depuis, l'équipe dirigeante à Edmonton, s'est faite plutôt silencieuse au sujet des soins à but lucratif même si la question est loin d'être close. Au printemps 2005, le gouvernement a tenu une conférence sur l'avenir du système albertain. *Friends of Medicare,* de concert avec plusieurs autres organismes, ont répondu en organisant leur propre conférence intitulée *Weighing the Evidence,* au cours de laquelle les soi-disant avantages d'une participation du privé à but lucratif dans le secteur des soins de santé ont été contestés par de nombreux experts internationaux et canadiens, dont plusieurs sont cités dans ce document. Ce n'est qu'à l'automne 2005 que Iris Evans, ministre de la Santé, a proposé de favoriser un système complet d'assurances privés qui, éventuellement, ferait concurrence au régime public[18] mais, par la suite, le premier ministre Ralph Klein a nié le tout. Les défenseurs des soins publics en Alberta sont déterminés à tenir un œil sur le gouvernement et à réagir si ce dernier semble vouloir emprunter la direction de la privatisation. Et ils sont maintenant armés de données supplémentaires, recueillies localement, pour appuyer leur position.

En C.-B., le projet de Richmond relatif à l'arthroplastie de la hanche et du genou a permis de raccourcir les délais moyens d'attente de 75 % tout en réduisant de plus du quart le nombre de personnes sur les listes d'attente. Dans Vancouver nord, et selon le Centre canadien des politiques alternatives, une porte d'accès unique aux arthroplasties a permis de réduire les temps d'attente pour une première consultation chirurgicale. Les délais sont passés de 11 mois à moins d'un (1) mois.

Ces données semblent suggérer qu'une meilleure planification dans le secteur public peut raccourcir les délais d'attente pour tous.

Selon la même source, en 2005-2006, une clinique centrale de dépistage du cancer du sein de Sault Ste Marie (Ont.) a permis de réduire de 75 % les temps d'attente entre la mammographie et le diagnostic de cancer.[19] Il semble que le regroupement de plusieurs tests diagnostiques sous un même toit soit la clé à cette amélioration. Le Dr Michael Rachlis rapporte que, en 2003, grâce au rôle élargi de deux infirmières autorisées du Centre de santé communautaire de Rexdale (Toronto ouest), on a pu rayer de la liste d'attente le nom de toutes les personnes voulant consulter un professionnel de la santé.[20] À Terre-Neuve-et-Labrador, grâce aux vidéoconférences, les personnes vivant en régions éloignées ont pu avoir accès à un spécialiste.

Ces données semblent suggérer qu'une meilleure planification dans le secteur public peut raccourcir les délais d'attente pour tous. Les investissements privés – tels ceux qui ont permis la prolifération des cliniques d'IRM à Montréal – peuvent aussi réduire l'attente pour ceux et celles en mesure de payer. Or, il semble que cela entraîne des problèmes pour les autres, comme ce fut le cas à Winnipeg, il y a quelques années, lorsque la clinique *Maples Surgical* a acheté un appareil d'IRM et est allée chercher deux techniciens du secteur public. Cela s'est traduit en réduction de services de 20 heures par semaine au *Health Sciences Centre,* d'ajouter Rachlis.[21]

Certes, les délais d'attente demeurent problématique. Plusieurs pays offrant un mélange public-privé connaissent ce problème (Espagne, Australie, Grande-Bretagne, Italie, Suède, et la liste continue). On sait aussi que l'on peut réduire les temps d'attente simplement en excluant de grands segments de la population, comme c'est le cas aux États-Unis où les forces du marché balaient d'une main invisible les files d'attente et encouragent les personnes malades et non couvertes par une assurance à demeurer à la maison. À notre avis, cela n'est pas une option éthique.

Coûts économiques liés au public et au privé

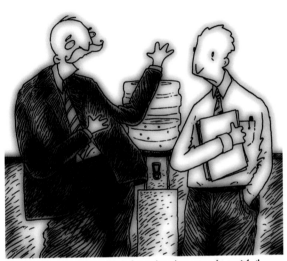

Il y a des tonnes d'argent à faire dans les soins de santé, il suffit de savoir parler rapidement et les convaincre que c'est leur seul choix.

Une augmentation des activités à but lucratif, peut-elle entraîner une meilleure efficacité en matière d'allocation des ressources? Cette question est aussi au cœur du débat public-privé. Alors, comment se fait-il qu'elle ne soit pas soulevée par les décideurs convaincus que les déficits du gouvernement sont les démons dont il faut se débarrasser et qui savent très bien que les dépenses en santé dépassent 40 % du budget dans plus d'une province.

Rassurons d'abord ceux et celles qui craignent que le Canada a perdu la maîtrise des dépenses en santé. Nous pouvons soulever plusieurs points à cet égard. Premièrement, la notion que les dépenses en santé grugent près de la moitié d'un budget provincial peut faire peur mais peut-être pas de la façon que l'on pense. De tels chiffres pourraient signifier que les dirigeants canadiens sous-financent d'autres services sociaux. En fait ils ont réduit de beaucoup l'allocation de fonds dans ces secteurs au cours des ans pendant qu'ils ont augmenté les investissements en santé de façon plutôt modeste. Après tout, les soins de santé en France représentent une proportion moindre du budget d'ensemble de l'État, mais il y a plus d'argent dépensé par habitant pour la santé dans ce pays qu'ici. Qu'est-ce que cela signifie? La proportion collective des dépenses est plus grande. Davantage de services sont gratuits ou financés. Or, peu de personnes affirment qu'une augmentation des dépenses sociales est tout à fait impossible au Canada mais ils n'hésitent pas à mettre en évidence les concessions mutuelles qui y sont rattachées. Par exemple, Bob Rae, ancien premier ministre de l'Ontario et qui aime être associé à un bon filet de sécurité sociale, a écrit, avec désinvolture, que les Canadiennes et les Canadiens semblent vouloir des services sociaux de type européens assortis de

Il n'y a donc pas de crise dans les dépenses publiques.

taux d'imposition à l'américaine.[22] Peut-être voulons-nous le beurre et l'argent du beurre. Mais est-ce vraiment cela? Un sondage mené en 2005 par la *Canada West Foundation* indique que les réductions d'impôts arrivent au 11e rang sur la liste des priorités des participants au sondage. En Ontario, un parti politique a réduit les impôts et diminué les services en 1990 et il s'est fait mettre au pâturage au cours de cette décennie. Élection après élection, les principales villes canadiennes ne veulent pas élire de députés provinciaux ou fédéraux appartenant à un important parti politique associé à une réduction d'impôts et à une plus grande « autonomie ». Pouvons-nous affirmer que les Canadiennes et les Canadiens ne voudront pas contribuer davantage aux fonds publics une fois qu'ils seront assurés de l'équité des politiques fiscales?

Tel que mentionné déjà, les pressions exercées par l'inflation ont eu un grand impact sur certains volets des soins de santé canadiens assortis de grosses dépenses publiques, notamment celui des médicaments. Les chiffres reflétant les dépenses publiques en tant que pourcentage des dépenses totales en santé en disent long à ceux et celles qui s'inquiètent du portefeuille de l'État. Pour donner suite à un argument déjà invoqué dans notre discussion, mentionnons que ces

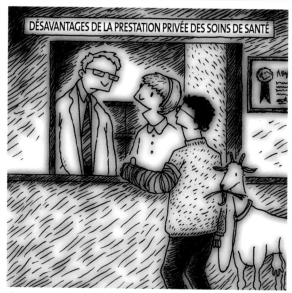

DÉSAVANTAGES DE LA PRESTATION PRIVÉE DES SOINS DE SANTÉ

Il veut savoir s'il peut payer le traitement avec sa chèvre. Il dit qu'elle donne beaucoup de lait.

chiffres indiquent que le Canada se classe derrière des pays comme la Suède, la Norvège, l'Allemagne, la Finlande, la Grande-Bretagne, l'Italie et la France et, souvent, l'écart est très significatif.[23] Les dépenses gouvernementales en santé par habitant dans notre pays ne sont ni minimes ni particulièrement élevées comparativement à plusieurs autres pays avancés industrialisés. Il n'y a donc pas de crise dans les dépenses *publiques*. Les gouvernements qui affirment le contraire ne disent pas la vérité.

Retournons à l'Australie et voyons comment un rôle élargi joué par les entités à but lucratif peut redessiner le paysage macroéconomique. Nous avons déjà examiné quelques-unes des données sur les temps d'attente dans ce pays aux antipodes. Mais, qui sait, les systèmes de santé parallèles sont peut-être bons pour les comptes publics.

Les coûts liés à Medicare affichent une hausse plus marquée et plus significative dans les collectivités américaines ayant des hôpitaux à but lucratif que dans celles ayant des établissements sans but lucratif.

Tel que mentionné auparavant, le financement fédéral du système public australien a été limité dans les années 1990 et pendant la première décennie du nouveau millénaire. Cela ne veut pas dire que le gouvernement de John Howard refusait d'allouer des fonds. Même si les soins publics étaient déjà réduits, on faisait miroiter les dollars fiscaux afin d'encourager davantage les citoyens à choisir le privé. Selon Stephen Duckett, cette mesure a incité quelques 180 000 patients à changer de système sur une base annuelle. Le gouvernement a reconnu que, sans incitatifs fiscaux, un système privé ne pourrait probablement pas être viable et florissant. Le marché devait être cultivé et alimenté. Ainsi, la fourchette de services privés était financée à 30 % par les fonds publics. Des milliards de dollars australiens étaient injectés annuellement pour soutenir le système. La *Lifetime Health Cover Policy* (1999) a été mise en place pour récompenser les gens ayant choisi les soins privés à un jeune âge; des « pénalités » s'appliquaient aux personnes plus âgées ayant tardé à prendre le même chemin et à souscrire à des assurances privées. Les répercussions? Selon le professeur Duckett, avant la mise en œuvre du mécanisme de ristournes, la santé représentait 8,5 % du PIN en Australie. La concurrence plus féroce et l'augmentation des soins privés coïncident avec une augmentation de 9,5 %. Ce pourcentage est loin d'être effrayant, il va sans dire (un peu moins qu'au Canada) mais il s'agit tout de même d'une augmentation importante. Selon les calculs de Duckett, le soutien financier accordé aux assurances médicales privées est devenu « plus important que les subventions accordées aux secteurs agricole, manufacturier et minier combinés. » L'inefficacité est le résultat économique d'un tel exercice et les coûts liés à chaque nouveau patient traité dans le privé « dépassent de beaucoup le coût contemporain pour traiter de nouveaux patients dans le secteur public ». [Traduction]24 Si les économistes et les politiciens pensent que le fait de générer de bonnes affaires pour les assureurs est, en soi, un but valable, ils verraient certainement d'un mauvais œil l'incidence économique d'ensemble de l'aventure australienne dans le monde des soins parallèles.

La décision Chaoulli invite l'argent public à financer les soins privés

Le Canada est, certes, dans une situation différente lorsqu'il s'agit d'assurance privée couvrant les services médicaux et hospitaliers. Or, la décision Chaoulli, rendue par la Cour Suprême en juin 2005, a fait l'objet de nombreuses discussions et ouvert un sentier similaire à celui emprunté par les

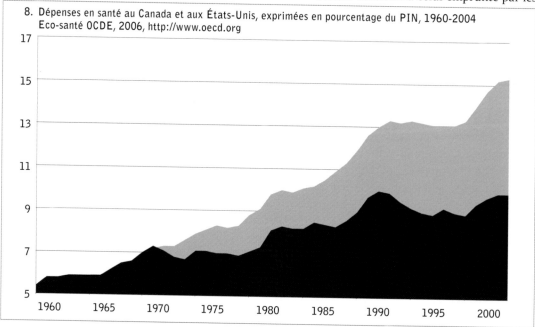

8. Dépenses en santé au Canada et aux États-Unis, exprimées en pourcentage du PIN, 1960-2004
Eco-santé OCDE, 2006, http://www.oecd.org

Australiens. Au Québec, il était interdit de recourir à une assurance privée pour payer les services médicaux nécessaires. L'arrêt Chaoulli a déterminé que cette interdiction enfreignait la Charte des

En avez-vous les moyens ?

Chambre aux soins intensifs : 8 000 $ à 12 000 $ par jour

Angioplastie : 6 000 $ à 7 000 $

ECG : 280 $ à 360 $

Pontage coronarien et cathétérisme coronarien : 40 278 $ à 63 558 $

Défibrillateur- stimulateur cardiaque : 27 000 $ à 35 000 $

Prime moyenne annuelle d'assurance pour une famille : 11 480 $

(Prix tirés d'une liste des prix relative aux hôpitaux américains en dollars US. Source : Coalition canadienne de la santé, brochure 2006)

La maladie et les factures médicales sont responsables de la moitié des faillites personnelles. Le nombre de faillites associées à la maladie ont augmenté de 2 200 % depuis 1981 (Health Affairs, février 2005).

Source : California Nurses Association - www.guaranteedhealthcare.org

droits et libertés de la personne, par exemple, lorsque les soins publics n'étaient pas dispensés en temps

 Outre les profits, plusieurs critiques du système américain observent une augmentation considérable des coûts en raison du dédoublement massif des efforts occasionné par les bureaucraties parallèles, privées et publiques, qui gèrent le système.

opportun. Dans la foulée, le gouvernement libéral a mis en place des cliniques médicales spécialisées privées (essentiellement des hôpitaux privés) pouvant aller chercher un soutien financier à la bourse. Ainsi, le gouvernement libéral a ouvert la porte aux multinationales fournissant des soins de santé. Le gouvernement a ensuite autorisé le recours aux assurances privées pour payer l'arthroplastie de la hanche et du genou, la chirurgie de la cataracte, « l'implantation de lentilles intraoculaires » ainsi que d'autres interventions spécialisées qu'il pourrait

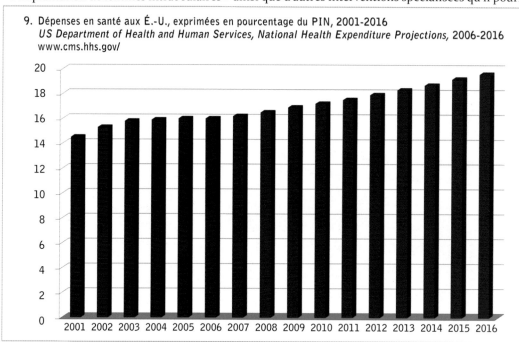

9. Dépenses en santé aux É.-U., exprimées en pourcentage du PIN, 2001-2016
US Department of Health and Human Services, National Health Expenditure Projections, 2006-2016
www.cms.hhs.gov/

autoriser dans l'avenir. Ces régimes d'assurances sont assujettis à une condition, notamment que les interventions soient faites dans des établissements privés par des médecins désaffiliés du régime public. Il s'agit d'une disposition qui est loin d'être une solution à la pénurie de médecins au Québec.[25] Ainsi, ce jugement à entrouvert la porte aux soins « à l'australienne »... puis le groupe de travail dirigé par Claude Castonguay en février 2008 l'a ouverte encore plus grande.

Le rapport rédigé par ce groupe recommande, entre autres, une augmentation des types de chirurgies pouvant être couvertes par l'assurance privée au Québec. Il recommande aussi un plus grand nombre d'entreprises privées pour gérer les hôpitaux ainsi que des réformes juridiques qui permettraient aux médecins de pratiquer à la fois dans le système privé et dans le système public. Castonguay, qui provient du milieu des assurances, a aussi apposé sa signature à la proposition d'un impôt santé selon lequel le citoyen paierait en fonction de son utilisation des soins de santé. Autrement dit, les personnes malades paieraient davantage. Les défenseurs des soins publics, notamment une coalition de syndicats représentant les employés de la fonction publique, a pris la commission à partie et à souligner qu'il serait « illusoire » de vendre l'idée que les Québécoises et les Québécois ordinaires pourraient jouir d'un accès facile à une assurance parallèle. À cet égard, les dirigeants syndicaux faisaient écho au professeur Flood qui, dans un autre contexte, a rappelé à un groupe de députés fédéraux que, dans le système mixte de l'Allemagne, seulement 9 % de la population souscrit à l'assurance privée alors qu'en Grande-Bretagne – où un système érodé et sous-financé était une forme d'incitatif aux soins privés – une minorité inférieure à 10 % parmi le 40 % du segment le plus pauvre de la population avait, au début de cette décennie, une assurance privée.[26]

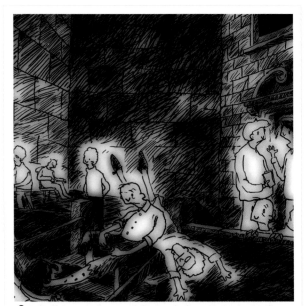

Cet établissement de soins de longue durée respecte toutes les normes gouvernementales et réalise aussi des profits!

« Ce seront les gens aisés qui auront accès », d'ajouter le Secrétariat intersyndical des services publics (SISP) dans sa critique de l'initiative Castonguay,[27] sauf, peut-être, les personnes relativement prospères pouvant se payer les primes mais souffrant d'une maladie pouvant alarmer les assureurs. En fait, un système parallèle pourrait fleurir au Québec et susciter l'intérêt d'un bon nombre de résidents de cette province si le premier ministre Jean Charest et Philippe Couillard, ministre de la Santé et des Services sociaux, pouvaient tirer une leçon de l'Australie et injecter d'énormes subventions publiques dans le secteur privé. De leur côté, les syndicats ont demandé au gouvernement de puiser des revenus fiscaux supplémentaires à partir des bénéfices des sociétés pour soutenir les soins de santé publics au Québec et ont fait remarquer que la réduction de la pression fiscale sur les grandes entreprises au cours des dernières années devraient faciliter la prise de cette mesure.

Aux É.-U., les coûts atteignent des sommets

Parlons maintenant des données économiques issues de nos voisins du sud. Les personnes en faveur d'un marché élargi pour les soins de santé au Canada affirment parfois qu'ils ne veulent pas de copie du modèle américain. Or, les critiques ont la responsabilité d'examiner les exemples américains et les leçons pouvant en être tirées. Après tout, les soins de santé américains ne sont pas vraiment des soins privés mais plutôt un mélange généreux de soins privés, de soins à but lucratif et de soins publics. Dans son ensemble, ce n'est pas vraiment différent de ce que proposent des groupes comme l'AMC. Les personnes qui doutent de la présence marquée du secteur public dans le système américain n'ont qu'à jeter un coup d'œil aux données de l'OCDE couvrant le

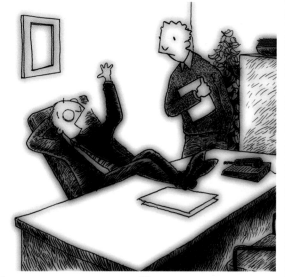

La plupart des gens pensent que P3 signifie « partenariat public privé » mais NOUS savons que ça veut dire « piller le portefeuille public ».

Frank Dobson, ancien ministre britannique de la Santé, cite l'expérience de la Grande-Bretagne en ce qui a trait à la privatisation, y compris les P3.

Selon Dobson, le passage de budgets globaux affectés aux hôpitaux à un système de paiement préétabli pour chaque intervention s'est traduit en un bourbier coûteux. Au cours des dernières années, les coûts administratifs du NHS sont passés de quatre pour cent à 15 %. Ainsi, la bureaucratie nécessaire pour accéder aux fonds alloués au patient a alourdi de plus de 30 millions de dollars canadiens les coûts des soins de santé en Grande-Bretagne.

Selon Dobson, le système canadien, à palier et à payeur uniques, est moins dispendieux à administrer et plus équitable pour tous. Voilà la leçon à tirer. « Le système public ne sélectionne pas seulement les patients les plus en santé. Il fournit des services de soins de santé à tous, qu'importe leur maladie ou leur capacité à payer. Je dirais que non seulement les soins de santé publics pansent les blessures mais ils unifient le pays », souligne Dobson.

www.archives.cupe.on.ca/www/frank_dobson_tour

début de la décennie. Selon ces données, les dépenses publiques par habitant américain dépassent (ou s'en approchent, si l'on veut interpréter les chiffres de façon plus conservatrice) le total des dépenses en santé par habitant des autres pays.[28] Les régimes publics ne couvrent que les personnes très pauvres (*Medicaid*) ou les personnes âgées (*Medicare*). Les militaires bénéficient aussi d'une médecine sociale.

Actuellement, selon l'OMS, les dépenses en soins de santé aux É.-U. dépassent de 15 % le PIN. Comme c'est le cas au Canada, le coût des médicaments est responsable des augmentations générales. Les effets sont considérables. Par exemple, on peut observer une tendance marquée dans les régimes d'avantages sociaux offerts par les employeurs : entre 1960 et 2001, la composante santé de l'ensemble des régimes est passée de 14 % à plus de 43 %.[29] Autrement dit, les contributions à la santé écartent du coude les autres avantages sociaux non pécuniaires offerts aux travailleurs américains. Pendant ce temps, les dépenses en santé font partie de la liste des facteurs qui ont contribué à près de la moitié des faillites aux États-Unis.

 Les politiciens se sont fait convaincre par des arguments idéologiques non assortis de données factuelles, notamment que les établissements gérés par le privé seront exploités plus efficacement et le gaspillage des ressources sera éliminé par les gestionnaires empressés à tenir les surplus à l'œil.

L'organisme américain *Physicians for a National Health Program* nous fournit d'autres données pour nous aider à déterminer à qui revient le blâme pour ces dépenses. En ce qui regarde les régimes en matière de gestion de la santé mentale dans les années 1990, les coûts et les profits indirects ont toujours représenté au moins 45 % des primes payées. À partir de 1970, et pour trois décennies, la croissance totale des dépenses par personne souscrivant à *Medicare* a augmenté de 1 614 %. Ce chiffre semble très élevé. Or, pour les personnes couvertes par une assurance privée, l'augmentation est de 2 498 % ! Les dirigeants des organisations de soins de santé intégrés (OSSI) gagnent des millions de dollars en salaire et, souvent, des dizaines de millions en options d'achat d'actions. (Les Canadiennes et les Canadiens grognent parfois lorsqu'ils considèrent le chèque de paye à six chiffres d'un haut fonctionnaire du ministère de la Santé, mais cet homme ou cette femme n'est vraiment pas dans la même ligue qu'un William McGuire qui, il y a quelques années, a reçu un salaire de 7,2 millions de dollars de *United Healthcare* et une somme égale en options d'achat d'actions... avec la décimale déplacée vers la droite.) Règlements à l'amiable ou amendes pour fraude imposées par les tribunaux criminels ou civils se chiffrent à des centaines de millions de dollars et se retrouvent invariablement dans la foulée d'entreprises à but lucratif comme Columbia/HCA (maintenant appelée HCA *Healthcare*), Tenet, Fresenius/NMC (fraude liée aux dialyses)

et Beverly (fraude dans les foyers de soins). Dans les années 1990, les coûts liés à *Medicare* affichent une hausse plus marquée et plus significative dans les collectivités américaines ayant des hôpitaux à but lucratif que dans celles ayant des établissements sans but lucratif.

En 2004, une équipe de chercheurs de Hamilton (Ont.), dirigée par le Dr P.J. Devereaux, a publié une métaétude résumant les résultats de huit sondages comparant les coûts liés aux hôpitaux américains à but lucratif et sans but lucratif. Quelques 350 000 patients ont participé aux huit sondages. Six sondages démontrent des paiements plus élevés pour les soins dans les établissements à but lucratif, dont cinq indiquent des différences statistiquement significatives. Dans le *Journal de l'Association médicale canadienne (JAMC),* Devereux et al écrivent : « La seule étude... qui démontre des paiements plus élevés pour les soins dans des hôpitaux privés, sans but lucratif, a comparé des hôpitaux appartenant à des organisations sans but lucratif mais gérés par une entreprise à but lucratif aux hôpitaux appartenant à des organisations privées à but lucratif et gérés par ces dernières. »[Traduction][30]

Donc, vous me dites que nous devons vous payer pour le construire et ensuite vous payer pour l'utiliser?

Outre les profits, plusieurs critiques du système américain observent une augmentation considérable des coûts en raison du dédoublement massif des efforts occasionné par les bureaucraties parallèles, privées et publiques, qui gèrent le système. Le personnel des hôpitaux du pays se consacrent presque uniquement à recouvrer le paiement des factures des patients à partir d'un éventail de sources différentes. De nombreuses OSSI ont des réseaux complexes de soins et de comptabilité. Fait paradoxal, les efforts d'entités autonomes, par exemple les assureurs, pour réduire les coûts ne font que simplement déplacer les dépenses ailleurs sur la chaîne, comme le décrit un médecin de famille en disant que, initialement, environ 30 % des demandes d'indemnité sont refusées. Or, un bureau de médecins qui a un personnel administratif (non médical) efficace peut réduire ce taux énormément.[31] À court terme, cela peut être bon pour le patient, mais ce taux s'ajoute aux heures de travail du personnel et aux coûts dans les établissements de soins, et ces coûts sont alors refilés sous forme d'augmentation des coûts et des primes d'assurance.

« Partenariats » en Grande-Bretagne : résultats peu inspirants sur le plan économique

Depuis longtemps, le système américain est un mélange de public et de privé. De son côté, le Royaume-Uni nous offre l'exemple d'un pays en transition qui est passé d'un système très socialisé – connu sous le nom de *National Health System* (NHS) et mis en œuvre dans les années de l'après-guerre – à un système où les « partenariats » sont encouragés. Les données de l'OMS indiquent une efficacité indiscutable par rapport aux dépenses en santé de ce pays

...lorsqu'il est question de construire un hôpital, la responsabilité finale revient toujours au gouvernement qu'importe le type d'entente conclue avec le partenaire privé.

qui se chiffrent, au total, à plus de 8 % du PIN et dont 80 % sont attribuables aux dépenses publiques. Gardant un œil sur ces données et un autre sur les bons résultats en santé, les partisans du NHS invoquent l'argument selon lequel le rationnel, la simplicité et l'homogénéité d'un système centralisé ont, historiquement, permis d'étirer les sous britanniques. Les critiques européens ne sont pas toujours d'accord car, même si davantage d'argent est dépensé dans les systèmes complexes de la France et de l'Allemagne, les citoyens de ces pays sont mieux servis car les délais d'attente sont plus courts, les établissements sont meilleurs et le nombre de médecins est considérablement plus grand.

Ces commentaires, sans aucun doute, comportent des éléments de vérité. Le NHS fait l'objet de sous-financement depuis des décennies. Dès 1991, le gouvernement conservateur de Margaret Thatcher a aussi proposé la création d'un marché intérieur s'appliquant aux soins de santé britanniques même s'il continuait à limiter le financement (alors qu'il privatisait, à un rythme fou, les soins de longue durée).

Sur le plan économique, quelles ont été les résultats des réformes des conservateurs? Selon les architectes de l'initiative, une plus grande concurrence entre les fournisseurs de soins de santé se traduirait en meilleure efficacité et en économies tout en améliorant la qualité des soins. Les autorités sanitaires régionales et quelques médecins généralistes sont devenus des « acheteurs » de soins ou des titulaires d'enveloppe budgétaire. Les hôpitaux étaient des fournisseurs « vendant » des services. Le marché en est venu au point où les deux parties se rencontraient pour négocier des contrats. Soudainement, les hôpitaux tiraient des revenus à partir de transactions détaillées avec les personnes qui avaient les sous. Ainsi, les hôpitaux étaient responsables de générer un surplus à la fin de la journée et y arrivait, bien sûr, en faisant plus « d'affaires » et, dans la foulée, réduisaient la

 En bref, les P3 des deux côtés de l'Atlantique affichent des dépenses excessives… engendrées par des politiciens qui se prennent pour des gestionnaires économes.

facture des salaires, donnaient à contrat les services non cliniques, trouvaient d'autres occasions de ventes (par ex. : l'immobilier), offraient des interventions médicales aux étrangers bien nantis, etc.

Ces réformes ont eu pour conséquence de modifier de façon radicale la façon dont les hôpitaux étaient gérés. Selon Allyson Pollock qui s'est intéressée aux changements au NHS, la quantité de gestionnaires a fait un bond. Elle écrit que le nombre de cadres généraux et supérieurs au sein du NHS est passé de 1 000 en 1986 à 26 000 en 1995.[32] La proportion des dépenses allouées à l'administration a plus que doublé. Les hôpitaux avaient besoin d'administrateurs à l'œil aiguisé pouvant dépister les occasions de générer des revenus.

Selon Pollack, « Les terrains connexes aux hôpitaux de long séjours, dont plusieurs gros établissements pour les personnes souffrant de maladie mentale, ont été vendus et sont devenus des terrains de golf, des résidences luxueuses et des supermarchés… »[33]

Avec quelques changements mineurs et, éventuellement, une augmentation des investissements publics, la tendance s'est maintenue sous les nouveaux travaillistes. Deux éléments importants ont marqué cette période plus récente d'accélération des réformes : un rôle nettement élargi pour les fournisseurs à but lucratif au sein du NHS et le recours aux investisseurs privés pour la construction des hôpitaux.

Gonflement des coûts liés aux P3 sous le gouvernement Blair

Sous Tony Blair, les travaillistes ont rassemblé les médecins généralistes titulaires d'enveloppe financière et ont créé des « groupes de soins primaires » qui sont devenus des trusts de soins primaires. Dès 2003, les trois-quarts des budgets du NHS ont été dépensés par les trusts régionaux de soins primaires. À cette époque, le gouvernement a commencé à signer des *Private Finance Initiatives* (PFI) avec des consortiums pour la construction de nouveaux établissements hospitaliers. Selon les critiques, cette approche, en Grande-Bretagne comme au Canada, ne fait aucun sens sur le plan économique. Pollock soulève l'argument incontournable selon lequel le secteur privé doit payer de 1 à 4 % de plus que le secteur privé pour emprunter. Et, selon elle, les ententes conclues dans le cadre des PFI ne se traduisent pas nécessairement en avantages accrus pour la société même si c'est l'argument invoqué pour les justifier. À son avis, ces avantages théoriques viennent d'une surestimation du dépassement des coûts qui survient lorsque les hôpitaux britanniques sont financés par l'État. Par contre, on a sous-estimé le total projeté des paiements qui devront être faits par le nouvel hôpital au consortium au cours des prochaines décennies. Elle ajoute que les politiciens se sont fait convaincre par des arguments idéologiques non assortis de

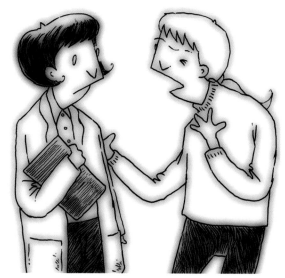

Les P3 peuvent SEMBLER faciles à avaler, mais ils goûtent vraiment comme un affreux remède.

données factuelles, notamment que les établissements gérés par le privé seront exploités plus efficacement et le gaspillage des ressources sera éliminé par les gestionnaires empressés à tenir les surplus à l'œil.

Les partisans de cette approche affirment que les coûts liés à cette stratégie sont justifiés par des dispositions aux contrats qui transfèrent la responsabilité aux constructeurs privés. Si tout va mal ou si les cibles ne sont pas atteintes, les investisseurs sont responsables. Cet argument n'impressionne pas les critiques car lorsqu'il est question de construire un hôpital, la responsabilité finale revient toujours au gouvernement qu'importe le type d'entente conclue avec le partenaire privé. En fait, les projets réalisés au cours de la première vague de PFI en Grande-Bretagne se sont révélés plus coûteux, parfois de façon spectaculaire, que les estimations faites en 1990 par les consultants (qui ont aussi présenté une facture se chiffrant à des millions de livres).[34] Selon une source, le coût final a, de façon générale, dépassé les projections de 72 %.[35] Les marges de profit peuvent atteindre 25 %.

Au cours de cette décennie, les règles établies par les travaillistes ont aussi ouvert la porte aux fournisseurs de soins à but lucratif voulant travailler au sein du NHS. Le gouvernement a encouragé cette option en disant que ce serait une solution aux délais d'attente. La stratégie, telle qu'élaborée au début des années 2000, prévoyait des centres chirurgicaux indépendants mis en place par les investisseurs privés pour, éventuellement, pratiquer annuellement des centaines de milliers d'arthroplasties de la hanche et du genou ainsi que des chirurgies de la cataracte. Pendant ce temps, le réseau d'hôpitaux privés à but lucratif, déjà en place au pays, devait être utilisé davantage pour offrir des soins publics. Quelles ont été les répercussions économiques d'une telle approche? Des paiements minimum ont été garantis aux intervenants privés même si aucune intervention n'était pratiquée. Parfois, d'autres sommes compensatoires étaient allouées aux établissements publics lorsque l'État voulait confier des chirurgies à un investisseur étranger ou lorsqu'un hôpital du NHS était sur le point d'accuser une perte de revenu. Il semble aussi que les fournisseurs à but lucratif aient parfois été payés beaucoup plus que le coût moyen des traitements après qu'ils aient pris des dispositions pour restreindre le nombre de patients et, ainsi, assurer un roulement rapide – laissant ainsi aux établissements publics les interventions plus coûteuses.[36] Aucun signe visible d'économies à nulle part.

Les hôpitaux publics-privés vont bon train… et les Ontariens paient

L'Ontario a imité les pratiques récentes en GB. Des arguments similaires à ceux invoqués dans le contexte britannique ressortent des commentaires au sujet des désavantages économiques sous-jacents aux PFI ou aux hôpitaux P3 en place, notamment le Centre de santé mentale Royal Ottawa et le Centre de santé William Osler à Brampton. Selon la section locale 479 du Syndicat des employés et employées de la fonction publique de l'Ontario (SEFPO), l'établissement d'Ottawa, construit et exploité par le consortium Carillion, devait coûter 95 millions de dollars et comprendre 284 lits. Or, il comprend 188 lits et la facture se chiffre à 146 millions de dollars.[37] La construction de l'établissement de Brampton, où les normes de soins font déjà l'objet de critiques, devait coûter 350 millions de dollars et offrir 608 lits. Au moment d'ouvrir ses portes en 2007, l'hôpital comptait 480 lits et la facture avait presque doublé. Selon la Coalition de la santé de l'Ontario, près de la moitié de l'établissement, y compris les services de soutien aux patients, était entre les mains d'entités à but lucratif. Selon la même source, la facture finale aux contribuables pourrait atteindre les 3,5 milliards de dollars. L'ancien directeur des opérations de vérification au Bureau du vérificateur général a indiqué que le projet offrait un piètre rapport qualité-prix.

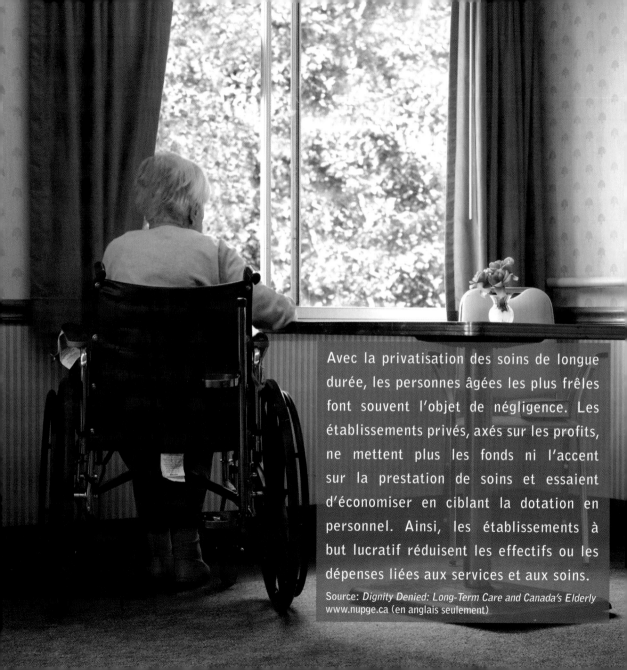

Avec la privatisation des soins de longue durée, les personnes âgées les plus frêles font souvent l'objet de négligence. Les établissements privés, axés sur les profits, ne mettent plus les fonds ni l'accent sur la prestation de soins et essaient d'économiser en ciblant la dotation en personnel. Ainsi, les établissements à but lucratif réduisent les effectifs ou les dépenses liées aux services et aux soins.

Source: *Dignity Denied: Long-Term Care and Canada's Elderly*
www.nupge.ca (en anglais seulement)

Entre-temps, dans un P3 de la C.-B. (*Access Health Abbotsford*), le coût des immobilisations, ainsi que les paiements annuels pour services, sont passés du coût initial estimé de 20 millions de dollars à plus de 40 millions de dollars. En bref, les P3 des deux côtés de l'Atlantique affichent des dépenses excessives... engendrées par des politiciens qui se prennent pour des gestionnaires économes.

Le cadre théorique sous-jacent aux nouvelles façons de financer les budgets d'exploitation des hôpitaux est aussi en place sur la côte du Pacifique. En février 2008, George Abbott, ministre de la Santé de la C.-B., a affirmé que le « financement par activités », encore à préciser dans une certaine mesure, sera la voie de l'avenir. Dans le cadre du nouveau Fonds d'innovation et d'intégration, une partie des argents alloués aux hôpitaux de la C.-B. sera liée au nombre de chirurgies et autres interventions pratiquées. Conséquemment, on a mis en place un mécanisme par lequel les établissements de soins actifs doivent se disputer les dollars dans un « marché interne ». Chaque patient de la C.-B. est maintenant un

...en raison de la suppression des services, un fournisseur sans but lucratif et très abordable a dû fermer ses portes alors que les intervenants à but lucratif, qui facturaient davantage et offraient des salaires moindres à leurs employés de première ligne, ont vu leur chiffre d'affaires augmenter.

contributeur potentiel à un meilleur résultat net des établissements qui, *pour le moment*, appartiennent encore à l'État. Dès 2005, l'Ontario a fait place à un scénario similaire grâce au Réseau local d'intégration des services de santé (RLISS) dont le conseil d'administration a le mandat de gérer les cordons de la bourse et mettre l'accent sur l'efficacité et les économies. Les hôpitaux canadiens qui ont besoin d'argent se feront concurrence pour obtenir la « clientèle » des personnes malades tout en accentuant la location d'espace aux fournisseurs offrant des services non assurés et dispendieux (comme c'est le cas au Centre de santé mentale Royal Ottawa où « au moins » un psychiatre de l'établissement donne aux patients son autorisation écrite pour des traitements de 7 000 $ offerts par *MindCare*, une clinique située dans l'établissement même).[38]

Les profits du secteur des soins à domicile : héritage coûteux

Pendant ce temps, un marché comprenant de plus en plus d'intervenants à but lucratif est bien enraciné dans le secteur des soins à domicile.[39] Malgré le froid sévissant le 16 janvier 2008, plus de 1 500 personnes, y compris le personnel infirmier dispensant des soins à domicile, se sont entassées au centre communautaire *Hamilton Mountain* pour entendre les discours et la musique. Ils étaient mécontents à la suite d'une décision affectant leur collectivité et ils étaient déterminés à réagir. Un mois auparavant, deux organismes sans but lucratif, soit les infirmières de l'Ordre des infirmières de Victoria (IOV) et *St. Joseph's Homecare,* s'étaient fait dire qu'ils n'étaient plus admissibles au processus d'appel d'offres de la province pour dispenser des soins aux résidents par l'intermédiaire du centre local d'accès aux soins communautaires (CASC). Or, ces deux organismes étaient établis depuis très longtemps. Les employés de *St. Joseph' s Homecare* dispensaient des soins depuis près de huit décennies tandis que les IOV d'Hamilton avait plus de cent années de service à leur acquis.

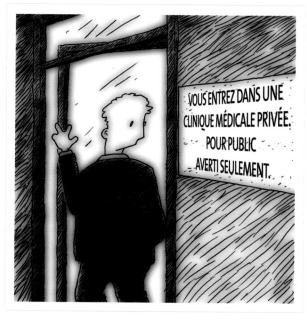

Avant la Révolution du bon sens des Conservateurs au milieu des années 1990 dans la province, des organismes sans but lucratif, tels IOV et la Croix-Rouge, dispensaient les soins à domicile en Ontario. Après leur victoire, les Conservateurs, récemment convertis au thatchérisme, ont fait valoir que l'on pouvait mettre l'accent sur l'efficacité, et maintenir la qualité des soins, en cessant d'allouer des subventions aux organismes sans but lucratif et en faisant place aux intervenants à but lucratif. Étant donné que les salaires et les avantages sociaux du personnel infirmier et autres travailleurs représentent la masse des coûts dans ce sous-secteur, ce qui découle de ce nouveau régime n'a pas lieu de nous surprendre. Les entreprises axées sur les profits ont réduit les avantages sociaux dans le but de générer des surplus et soumettre une soumission économiquement attrayante. De leur coté, les infirmières et les infirmiers se sont tournés vers des emplois mieux rémunérés offerts dans les hôpitaux ou les foyers pour personnes âgées, ou ils ont tout simplement quitté la profession.

Le gouvernement a nié ce coût social et, par conséquent, les économies projetées continuent d'être le facteur *décisif* pour accorder les contrats de soins à domicile. Or, la Coalition de la santé de l'Ontario fait remarquer :

Le ministre de la Santé et les CASC affirment que le « contrôle de la qualité » est prioritaire lorsqu'ils accordent des contrats et que la qualité représente de 70 à 80 % des points lors de l'examen des appels d'offres. Or, la « qualité » est évaluée [à partir] d'un document d'appel d'offres et non pas à partir de la qualité véritable des soins. Il s'agit simplement d'un exercice sur papier. Des organismes ayant peu ou aucun personnel pour offrir des soins se sont vu accorder des contrats de soins à domicile sur la base de leur document d'appel d'offres... [Cela avantage] les compagnies multinationales qui embauchent des consultants aux honoraires élevés pour rédiger leur appel d'offres. [Traduction][40]

En fait, un examen de pratiques antérieures – aussi à Hamilton – suggère paradoxalement que, dans la quête d'économies à court terme, on sacrifie les objectifs *à la fois* sur le plan économique et celui de la qualité. En 2002, dans cette ville de l'acier, *VHA Health and Home Support Services* a dû fermer ses portes après s'être rendu compte qu'elle ne pouvait plus se permettre une perte radicale de revenus en raison de la décision du CASC local

Or, selon des données internationales, il semble qu'un système de soins à domicile bien financé peut réduire les dépenses d'ensemble en santé.

d'annuler les services pour des milliers de clients. De son côté, le CASC réagissait à la pression exercée par le gouvernement pour éliminer le déficit et refusait de revoir les dispositions du contrat signé avec VHA et d'aider cette entreprise sans but lucratif à assumer cette perte non prévue de revenus. Or, VHA fournissait près de 60 % des services de soins à domicile dans cette région et comptait plus de 2 500 clients. (Précisons que nous ne parlons pas ici de soins infirmiers mais de services aux personnes âgées ou handicapées, par exemple bain, ménage et autres tâches ménagères).

Selon les données tirées d'un article rédigé par Jane Aronson, Margaret Denton et Isik Zeytinoglu et publié dans *Canadian Public Policy*, VHA affichait, en fait, le plus petit « écart » entre les salaires de ses employés et les frais facturés aux clients comparativement à ses compétiteurs à but lucratif ayant des contrats dans le secteur d'Hamilton. Par rapport aux salaires (près de 12 $ l'heure), VHA se classait au deuxième rang après une autre entreprise sans but lucratif. Certes, ce n'est pas un salaire de roi mais c'est un bon salaire. Plus étonnant encore, les services offerts par VHA étaient plus abordables que tous ceux offerts par les compagnies à but lucratif, sauf une (avec laquelle VHA était à égalité en ce qui a trait aux coûts).[41] En bref, en raison de la suppression des services, un fournisseur sans but lucratif et très abordable a dû fermer ses portes alors que les intervenants à but lucratif, qui facturaient davantage et offraient des salaires moindres à leurs employés de première ligne, ont vu leurs chiffres d'affaires augmenter. En refusant d'aider VHA à se sortir d'une situation difficile dont elle n'était pas responsable, le gouvernement voyait-il là une occasion d'aider quelques amis à but lucratif?

Or, selon des données internationales, il semble qu'un système de soins à domicile bien financé peut réduire les dépenses d'ensemble en santé. Par définition, des soins à domicile abordables pour les personnes âgées et autres permettent à certains d'éviter de se retrouver dans un établissement coûteux. Une comparaison des stratégies adoptées au Danemark et aux États-Unis entre 1985 et 1997 permet quelque peu d'illustrer ce fait. Dans le pays européen, les dépenses par habitant relatives aux services de soins continus pour les personnes âgées ont augmenté de seulement 8 % alors qu'elles ont augmenté de 67 % aux États-Unis. Chez les Américaines et les Américains très âgés (80 ans et plus), l'augmentation était presque identique à la hausse globale des dépenses alors que le coût a chuté de 12 % au Danemark pour ce même groupe d'âge. Au cours de la même période, le nombre total de lits dans les foyers de soins danois a diminué de 30 % mais à augmenter de 12 % chez nos voisins du sud.[42] Au Danemark, l'argent public était dépensé pour aider la population plus âgée à demeurer dans leur foyer ou dans des résidences offrant des services de soutien. Ainsi, dans l'ensemble, de plus grosses économies étaient réalisées.

Soulignons que, en ce qui à trait aux soins à domicile à long terme pour les personnes présentant des besoins complexes (ce qui décrit relativement bien de nombreuses personnes dans les établissements de soins de longue durée au Canada), un chercheur a observé que 80 % de l'argent va au soutien alors que seulement 20 % sert à payer les services professionnels plus dispendieux, notamment l'attention médicale, proprement dite.[43] Cela soulève le paradoxe suivant : même les personnes souffrant de problèmes médicaux relativement graves pourraient, dans plusieurs cas, demeurer à la maison, et la majeure partie des argents consacrés au maintien de leur santé, dans cet environnement familier et favorable, servirait à payer un personnel à salaire moyen qui s'occuperait de donner le bain, préparer les repas, faire le lavage et passer l'aspirateur.

Certes, il y a une autre façon d'offrir des soins communautaires. Elle est différente de l'approche danoise et représentée, du moins dans ce pays, par le soi-disant modèle albertain. Wendy Armstrong, analyste des politiques en matière de santé, a fait un examen minutieux de ce système et l'a comparé aux initiatives innovatrices visant à améliorer certains modèles publics de soins de longue durée (SLD) offerts hors des établissements et dispensés dans cette province.[44] Le « modèle albertain » se base sur l'hypothèse selon laquelle les résidences-services et l'autonomie des personnes âgées sont probablement préférables aux traditionnels établissements de soins, mais, par contre, il faut laisser aux marchés et aux profits le soin de déterminer le sort de ce sous-secteur. Selon cette approche, la couverture publique des services, dans les foyers et ailleurs, est réduite, et les investisseurs sont invités à construire des résidences offrant un large éventail de services de soutien. Le portefeuille de l'État semble en bénéficier étant donné que le secteur public cesse de construire des établissements de SLD comme il le faisait depuis les années 1990 dans cette riche province. Le personnel offrant des soins directs est nettement réduit dans les centres qui essaient, tant bien que mal, de tenir le coup. Or, dans son ensemble, le système est loin d'être peu coûteux. Les pensionnaires de tels établissements (ou leur famille) paient des centaines, voire des milliers, de dollars mensuellement pour les repas, l'aide à domicile, le transport et les services médicaux. Une bourse publique débordante n'est pas utilisée pour assurer équité et aide aux plus vulnérables de la province.

Des requêtes pour inclure les soins à domicile dans la *Loi canadienne sur la santé* ont été faites par le passé, par exemple par le Forum national sur la santé en 1997. Mais, en 2002, Romanow, supposément intéressé aux questions d'économie et de soins de santé, a refusé de recommander cette voie. Les ministères de la santé ont plutôt choisi de mettre l'accent sur un soutien public inégal des soins à domicile à court terme destinés aux patients ayant reçu leur congé d'un hôpital de soins actifs. L'Alberta, par exemple, a choisi de laisser les personnes ayant investi dans les résidences-services à but lucratif tirer profit de leurs dollars.

 Toujours selon ces données, les taux d'admission dans les hôpitaux de soins actifs en raison d'anémie, pneumonie ou déshydratation sont plus élevés dans les établissements à but lucratif.

De son côté, Québec a donné en sous-traitance, à une compagnie privée de l'Ontario, son service InfoSanté qui, entre autres, fournit des conseils médicaux par téléphone aux personnes qui ont besoin de soins à domicile. Une approche beaucoup plus égalitaire et visionnaire ferait place à un régime national public visant à aider les Canadiennes et les Canadiens à revenu varié, et présentant des problèmes médicaux, à continuer à vivre de façon autonome.

Assurer la qualité des soins et des résultats optimaux

Continuons à examiner les soins à domicile mais concentrons-nous sur la qualité des soins et les résultats des patients. Lors de la rencontre publique de janvier 2008 à Hamilton, organisée dans le but de protester contre l'évincement des IOV et *St. Joseph's,* la plupart des inquiétudes tournaient autour des dérangements occasionnées par les appels d'offres concurrentiels et comment ces derniers étaient potentiellement traumatiques pour les patients. Aznive Mallet, militante communautaire et patiente recevant des soins à domicile à la suite d'une blessure grave à la tête subie il y a près de 30 ans, mentionne que le fait de passer d'un fournisseur à l'autre occasionne « énormément de stress » chez les patients. Le nouveau personnel, lorsqu'il s'agit vraiment de nouvelles personnes embauchées par le nouveau détenteur de contrat, arrive souvent sans avoir les connaissances nécessaires. La « belle perfection » des traitements offerts par les IOV – mots de Mallet fondés sur une longue relation continue patient-soignant – peut se perdre complètement lors d'une transition motivée par la croyance selon laquelle un mécanisme de marché peut corriger des défauts qui ne sont même pas apparents aux yeux des personnes recevant les soins.

Au cours de la rencontre, Barbara Lustig, une aînée, s'est adressée, par vidéo, aux personnes rassemblées et a souligné que le fait d'avoir à apprendre à connaître une nouvelle personne et à la familiariser aux détails des soins requis par Martin, son mari alité qui n'est plus en mesure de parler, « lui faisait peur ». « Nous sommes punis parce que nous le gardons à la maison », ajoute-t-elle, et sa peur était palpable. Bien sûr, les gouvernements répondraient que les personnes âgées dans les établissements de SLD voient aussi différents soignants. Il peut aussi y avoir discontinuité des soins lorsqu'une entreprise sans but lucratif a un contrat de soins à domicile. Le personnel infirmier et les autres professionnels quittent leur emploi ou changent d'emploi. La stabilité absolue n'est pas un but réaliste, qu'importe la situation. Les partisans des soins à domicile sans but lucratif répondent que cela est vrai, ils l'admettent, mais il s'agit ici d'instabilité *planifiée* ciblant les segments de la population qui ont le plus de difficulté à accepter le changement. Inévitablement, en raison des appels d'offres concurrentiels, plusieurs, parmi le personnel infirmier sous-payé, abandonnent les soins à domicile. De plus, la « marchéisation » est instituée par un processus enveloppé d'une atmosphère de secret et qui ne révèle aucun des bénéfices (projetés) de façon transparente.

Quelques jours après la rencontre, George Smitherman, ministre de la Santé de l'Ontario, a annoncé l'annulation du processus d'appel d'offres ciblant Hamilton et qui avait tant dérangé les

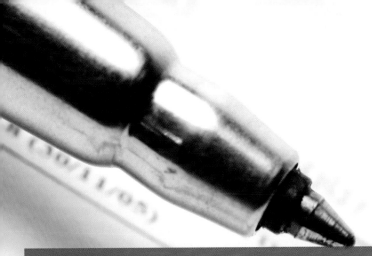

« La dominance des compagnies d'assurances et des compagnies pharmaceutiques à but lucratif, la nouvelle vague d'hôpitaux spécialisés appartenant à des investisseurs, et le comportement axé sur les profits – même de la part des intervenants sans but lucratif – augmentent les coûts et fausse l'allocation des ressources. »

« Les profits, la facturation, le marketing et les coûts inutiles des bureaucraties privées représentent 400 à 500 milliards des 2,1 billions dépensés. Toutefois, il y a un syndrome encore plus grave et moins apprécié, soit la série d'incitatifs pervers générés par un système à dominance commerciale. »

New England Journal of Medicine 358 (6), 7 février 2008,
www.nejm.org.

résidents locaux. Un gel général de ce processus concurrentiel a été déclaré dans toute la province. Au moment d'écrire ces lignes, nous ne pouvons déterminer clairement les ramifications, à long terme, de cette décision.

Les études démontrent que les personnes n'ayant pas accès aux soins à domicile publics, en raison d'un type de privatisation ou de rationnement, souffrent davantage comparativement aux personnes qui continuent à recevoir des soins et de l'aide dans leur propre foyer. À partir d'un laboratoire conçu par inadvertance par un gouvernement cherchant à économiser de l'argent, Marcus Hollander à jeter un coup d'œil à la Colombie-Britannique dans la foulée de la décision de la province, il y a quelques années, de réduire les services offerts aux patients ayant besoin d'un moindre niveau de soins. Les autorités sanitaires régionales de la province ont répondu différemment à cette mesure. Certaines ont donné suite à la réduction de services et d'autres ont refusé de

 Les investisseurs veulent un rendement de 10 à 15 % et les dirigeants veulent des salaires substantiels assortis de bonis. Les autres coûts étant égaux, de tels revenus doivent être générés quelque part. Les patients sont ceux qui en paient le prix.

le faire. Deux ans après les réductions, les personnes recevant toujours des soins à domicile avaient, dans l'ensemble, eu beaucoup moins recours aux hôpitaux. Or, une claire majorité des personnes ayant perdu les services ont vu leur santé décliner. Plus du quart ont mentionné « des difficultés » en raison du changement.[45] Bien sûr et en faisant l'hypothèse qu'ils en avaient les moyens, ces personnes ont pu acheter des services de remplacement. Ou, elles ont pu passer davantage de temps à l'urgence.

Par rapport à l'accès aux soins et aux résultats des patients, des données recueillies en C.-B. suggèrent que les visites fréquentes d'une infirmière ou d'un infirmier de la santé publique dans les premiers mois de soins à domicile se sont traduites en une chute importante des taux de mortalité et d'admission dans les établissements de SLD au cours d'une période de trois ans. En bref, les soins à domicile semblent offrir une occasion de faire des investissements publics susceptibles de payer des dividendes sociaux. Or, tous les politiciens ne saisissent pas ce message.

Lorsque les profits éclipsent les soins dans les établissements de soins de longue durée

Par ailleurs, même au sein d'un système de soins à domicile bien financé et accessible, plusieurs personnes âgées ou handicapées devront quand même vivre dans des établissements de SLD. Étant donné que, dans ce secteur, le Canada a des systèmes bien établis de soins à but lucratif côtoyant des services sans but lucratif, nous pouvons faire des comparaisons à partir d'un terrain familier.

Selon une étude publiée en 2005 portant sur 109 établissements de SLD sans but lucratif et 58 centres à but lucratif de la C.-B. (un peu plus des trois-quarts des établissements de SLD au pays), les données démontrent clairement que les centres sans but lucratif offrent davantage d'attention aux pensionnaires sur une base quotidienne, qu'il s'agisse de soins directs ou de services de soutien (0,34 heure par jour par pensionnaire et 0,23 heure respectivement).[46] Les auteurs précisent qu'un nombre plus élevé d'heures infirmières par pensionnaire est « lié à moins d'infractions aux normes de soins et à une meilleure capacité fonctionnelle chez les pensionnaires » [Traduction].[47] Toujours selon ces données, les taux d'admission dans les hôpitaux de soins actifs en raison d'anémie, pneumonie ou déshydratation sont plus élevés dans les établissements à but lucratif. Une étude menée au Manitoba révèle des résultats similaires.[48]

Avec près de 60 % des lits de SLD financés publiquement dans des établissements à but lucratif, l'Ontario nous fournit aussi des données continues sur les partenariats publics-privés. L'attitude officielle adoptée est essentiellement la suivante : étant donné le réseau établi de foyers à but lucratif et l'empressement d'entreprises comme *Extendicare* à investir dans ce sous-secteur, la politique la plus plausible est d'encourager l'accès en finançant les initiatives commerciales avec des dollars publics.

Elaine Gilbert, infirmière autorisée, a travaillé à la fois dans des foyers municipaux sans but lucratif et dans des foyers de soins axés sur les profits des actionnaires.[49] En fait, elle travaille présentement à temps plein pour un foyer à but lucratif et est

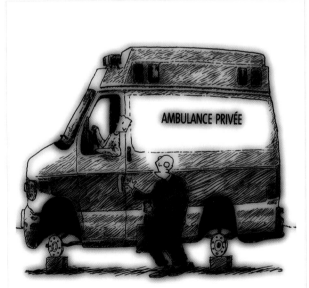

Nous avons une superbe nouvelle sirène de haute technologie – la meilleure que l'on puisse acheter !

employée occasionnelle dans un établissement public. Son expérience et ses impressions, bien qu'anecdotiques, méritent qu'on s'y attarde.

« Ce n'est pas que les foyers de soins ne dispensent pas de bons soins », précise-t-elle. Mais les gestionnaires d'entreprises ne sont pas les personnes responsables de ce que Gilbert considère comme des résultats généralement décents. « Le personnel de première ligne, grâce à leur créativité, dispensent des soins de qualité ». Ce qu'elle entend par créativité comprend la capacité de faire des pieds et des mains, voire même lutter pour obtenir les fournitures qui, souvent, ne sont pas abondantes (ou sont ménagées) dans les foyers à but lucratif. Par contre, les établissements sans but lucratif « semblent avoir une abondance de fournitures », souligne-t-elle lors d'une entrevue.

Dès 2008, la Fédération du travail de l'Ontario essaie d'attirer l'attention de la Commission sur les droits de la personne de cette province sur une plainte formulée contre les foyers de soins qui refusaient de changer les couches ou culottes pour incontinents avant qu'elles ne soient pleines à 75 %. « Une des tâches de [ma] directrice des soins est de compter les culottes d'incontinence... et elle s'enorgueillit d'en limiter le nombre beaucoup plus que ne le faisait son prédécesseur », affirme Gilbert. En ce qui a trait au personnel infirmier autorisé, elle observe que, il y a cinq ans, elle était responsable de 153 patients dans un établissement à but lucratif et qu'elle a maintenant 80 pensionnaires dans un autre centre appartenant à des actionnaires. Or, elle avait 32 pensionnaires lorsqu'elle travaillait dans un foyer municipal sans but lucratif.

L'organisation pour laquelle elle travaille affiche des profits annuels se chiffrant dans les millions. D'où vient ce surplus? Selon Gilbert, c'est le résultat de ménager les fournitures et de soutirer le maximum des employés. La direction refuse régulièrement de payer des heures supplémentaires aux employés qui doivent travailler à l'heure du repas ou de leur pause en raison des soins requis par les pensionnaires – même si les dispositions de la convention collective prévoient une rémunération supplémentaire dans ces situations. Résultat : une procédure coûteuse relative aux griefs et un environnement de travail toxique. Cela peut-il être favorable aux soins des pensionnaires et à leur bonheur? Question rhétorique selon Gilbert.

Les données recueillies aux États-Unis nous indiquent que les groupes privés d'investisseurs exploitant des foyers de soins renforcent la thèse selon laquelle la recherche de profits se traduit généralement par une diminution des effectifs et un déclin de la qualité. Un article de Charles Duhigg, publié dans l'édition du 23 septembre 2007 du *New York Times,* présente les résultats d'une longue étude portant sur plus de 1 200 foyers de soins américains achetés par de grands groupes de souscriptions privées entre 2000 et 2006. À la suite d'une analyse des dossiers des *Centres for Medicare and Medicaid Services*, l'éminent quotidien américain conclut que 60 % des établissements achetés au cours de cette période affichent des diminutions radicales de l'effectif infirmier autorisé, « parfois bien en deçà des niveaux prescrits par la loi ». Il est intéressant de remarquer que, parmi le 40 % des autres établissements ayant fait l'objet de l'étude, la dotation en personnel était, généralement, sous les moyennes nationales. L'auteur ajoute : « Le foyer de soin typique passant aux mains de grosses compagnies d'investissement... affiche un score inférieur au taux national par rapport à 12 des 14 indicateurs utilisés par les responsables de la réglementation pour assurer le suivi à long terme des maux des pensionnaires ». Or, pour les actionnaires de compagnies comme *Formation* et *Warburg Pincus*, impliqués dans cette vague d'acquisitions, les nouvelles étaient bonnes : les profits étaient substantiels.

Les hôpitaux à but lucratif font grimper les taux de mortalité

Revenons aux hôpitaux de soins actifs pour parler des résultats. Encore une fois, les données relatives au bénéfice net sont troublantes. Le groupe de recherche dirigé par P.J. Devereaux a, de nouveau, mis à jour des informations clés. Dans un résumé d'études plutôt similaires à celle démontrant que les hôpitaux axés sur les profits des actionnaires étaient plus coûteux, l'équipe de scientifiques médicaux ont examiné une analyse, publiée en 2002, des études menées dans 26 399 hôpitaux et auprès de plus de 36 millions de patients aux États-Unis. Ils arrivent à la conclusion que les établissements à but lucratif ont tendance à générer des taux de mortalité plus élevés. « Les hôpitaux privés à but lucratif emploient moins de personnel hautement qualifié par lit d'hôpital, ajusté en fonction des risque. » [Traduction][50] Or, c'est la présence d'un tel personnel qui permet de réduire ces taux. Alors pourquoi les établissements à but lucratif emploient-ils moins de personnel qualifié? Probablement, selon les auteurs, les investisseurs veulent un rendement de 10 à 15 % et les dirigeants veulent des salaires substantiels assortis de bonis. Les autres coûts étant égaux, de tels revenus doivent être générés quelque part. Les patients sont ceux qui en paient le prix.

Un autre coup d'œil à ce qui se passe aux États-Unis nous révèle davantage. Les OSSI sans but lucratif offrent davantage de soins lorsqu'il s'agit d'immunisation des tout-petits, de mammographie, de tests de Papanicolaou et d'examens des yeux pour diabétiques. Dans le marché où l'entreprise à but lucratif Frenesius est un joueur dominant, les taux de mortalité liés aux patients dialysés est près de 50 % plus élevé que chez le voisin du nord après avoir tenu compte de l'âge, la race, le sexe et d'autres facteurs. Entre-temps, une proportion importante de patients américains sont traités avec des dialyseurs recyclés.[51] Selon cette étude, cette mesure visant à diminuer les coûts augmentent les risques du patient.

Au Canada, on s'inquiète aussi des soins dispensés par le P3 William Osler. Ces inquiétudes ont été ravivées à la suite du décès de deux patients de cet hôpital en 2007, et la collectivité a organisé une protestation en décembre de la même année. Au moment d'écrire ces lignes, il serait prématuré d'établir un lien direct entre la nature à but lucratif de l'établissement et ces tragédies. Et, certes, on se plaint aussi de réduction de lits et de soins dans les centres hospitaliers canadiens construits et gérés de façon traditionnelle. On ne peut pas dire que le tout nouveau William Osler baignait dans une vague de confiance et d'approbation publique dans ses premiers mois d'existence. Les gestionnaires ont fait des pieds et de mains pour rassurer la collectivité inquiète en lui disant que les résultats des patients étaient prioritaires dans cet établissement P3.

Finalement, la Suède – un pays faisant parfois l'éloge à la fois des critiques et des partisans d'un plus grand rôle joué par les soins privés – offre un exemple illustrant comment la privatisation des services non cliniques peut aussi engendrer des inquiétudes sur le plan clinique. Le 9 mai 2006, le réseau de télévision suédois a diffusé le rapport d'une étude portant sur ce qui s'est passé après que l'hôpital universitaire de Lund ait embauché une entreprise privée pour faire l'entretien ménager.[52] En couvrant cette histoire, le journaliste a appris que les personnes chargées de l'entretien ont déjà une lourde charge de travail et, avec un plus petit nombre de personnes qu'avant la réforme, ils doivent travailler encore plus fort lorsqu'un collègue ne peut se présenter au travail en raison de maladie. La poussière et la saleté abondaient dans les différentes unités où la caméra a pu filmer. Il semble que les infections contractées à l'hôpital par les patients et ramenées dans la collectivité proliféraient au moment de la rédaction de ce rapport. A-t-on établi de façon absolue et avec une certitude scientifique un lien entre l'entretien ménager à but lucratif et un plus grand nombre de Suédois malades? Probablement pas. Mais l'histoire est troublante... et se poursuit.

IV. LE DÉFI EN MATIÈRE DE SOINS DE SANTÉ PRIMAIRES

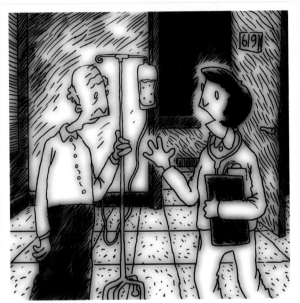

Nous avons réduit le nombre de lits de soins de longue durée et de soins actifs, M. Smith – J'ai bien peur que vous devrez dormir debout.

Selon Danielle Martin, le Canada « a un bon dossier lorsqu'il s'agit d'accès aux services de soins actifs ». Elle admet que l'adjectif « mauvais » décrit notre prestation par rapport aux interventions électives, mais elle s'empresse tout de même d'énumérer quelques-unes des améliorations dans ce secteur. Toutefois, « nous faisons un piètre travail lorsqu'il s'agit de prévention », commente-t-elle récemment. « Nous pourrions réduire énormément le nombre de visites à l'hôpital si nous faisions davantage de prévention. » [Traduction][53]

L'Association des infirmières et infirmiers du Canada (AIIC) est déterminée à faire la promotion de la prévention. Elle souligne que nous pourrions faire davantage de prévention en accentuant la collaboration interdisciplinaire et intersectorielle (soit davantage de collaboration systémique et de partage d'information entre les membres des différentes professions de la santé et entre les soignants et les experts dans les domaines du logement, de la lutte contre la pauvreté et de l'immigration). À cet égard, l'Association a relevé quelques histoires de succès relatives aux soins de santé primaires. Par exemple, au Centre de santé communautaire Northeast d'Edmonton, les équipes de soins, appuyées par un système intégré d'information, dispensent des soins allant de la prévention aux services d'urgence. Le centre est situé le long des principaux itinéraires d'autobus afin d'en faciliter l'accès et il a tissé des liens avec les milieux de travail locaux, les écoles et les logements sociaux.

Même si elle s'empresse de souligner les bons coups, l'AIIC reconnaît aussi les principaux obstacles à une accentuation de la prévention au Canada. Un de ces obstacles est le système de rémunération à l'acte auquel est assujetti la plupart des médecins. Cette disposition encourage les soins curatifs et les diagnostics lucratifs ainsi que les traitements de haute technologie. Selon le personnel infirmier, un système axé sur la prévention mettrait davantage l'accent sur le rôle des infirmières et infirmiers praticiens salariés, i.e. le personnel infirmier autorisé ayant les compétences nécessaires pour accomplir de nombreuses fonctions antérieurement réservées aux médecins.

Facturer la visite chez le médecin…et diminuer l'accès

Certains médecins et investisseurs ont autre chose en tête : les cliniques de soins ambulatoires facturant des frais et offrant une abondance de services dispendieux qui augmentent le bénéfice net. Citons, à titre d'illustration, *Copeman Healthcare Centre,* une entreprise qui a pris naissance sur la côte ouest. Son président-directeur général, Don Copeman, supposément en route vers Calgary, pourrait un jour avoir de nombreuses exploitations clones dans tout le pays. Au cours de la première année de traitement, les patients adultes de cet établissement paient 3 900 $ pour un « programme de soins de santé tout compris ». Apparemment, le coût diminue quelque peu dans les années qui suivent. Comment cette compagnie arrive-t-elle à outrepasser la disposition légale interdisant de facturer directement les patients pour des services assurés, tel que défini par la *Loi canadienne sur la santé*? La PDG offre la réponse suivante : lorsque les patients ont accès à une équipe de professionnels de la santé, ils paient seulement pour les services supplémentaires non couverts par le régime public de la C.-B. Par contre, lorsqu'un médecin dispense un service assuré au cours de la visite, il ou elle facture alors le régime provincial. Tout est vraiment légal, d'ajouter Copeman. À l'automne 2007, la *Medical Services Commission* de la C.-B. lui a donné raison. « Si des éléments de soins privés peuvent améliorer la prestation des services publics dans la province, je ne suis pas prêt à les exclure » [Traduction], souligne George Abbott, ministre de la Santé de la Colombie-Britannique.[54]

Le centre *Medpoint Health* de London (Ont.) est une initiative similaire. La personne paie 500 $ de « frais de première inscription » à un type d' « évaluation complète de la santé » réservée, selon le site Web, aux PDG et autres décideurs de prestige. On procède alors à une « analyse complète du corps » d'une durée de 2,5 heures. On y offre breuvages et soins esthétiques. Ces services semblent faire partie

Les soins de santé primaires à buts non lucratifs essaient de remédier partiellement aux conséquences malheureuses qui sont inévitables dans une société inégalitaire.

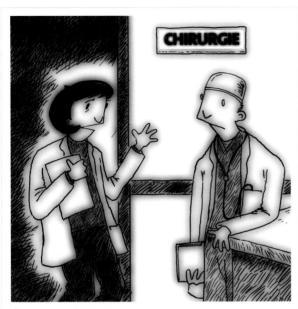

CHIRURGIE

Il veut savoir si la hanche de luxe fera de lui un meilleur danseur avant qu'il consente à payer le coût plus élevé.

des choses supplémentaires déjà payées, en théorie, par le client. Sur une note moins frivole, des cliniques comme Medpoint offrent aussi des services de nutrition, l'accès à une clinique de podologie, une clinique pour tests de Papanicolaou (couverts par la RAMO bien sûr) ainsi que des références à des « partenaires » qui permettront aux patients d'éviter les files d'attente publiques et d'acheter des chirurgies, des tests d'IRM et autres interventions privées.

Il est clair que des initiatives aussi coûteuses n'aideront pas les Canadiennes et les Canadiens qui ont réellement besoin de soins primaires, notamment les personnes vivant dans les rues des quartiers les plus pauvres de Vancouver et qui ont recours à *Insite*, partenariat innovateur entre la *Vancouver Coastal Health* (VCH) et la *PHS Community Services Society*. Grâce à *Insite*, les toxicomanes peuvent se piquer dans un environnement sécuritaire... et être référés à des professionnels de la santé en mesure de répondre aux besoins particuliers des personnes vivant dans le dénuement. De son côté, VCH met l'accent sur la santé des populations autochtones. Des médecins, infirmières, infirmiers et autres professionnels travaillent avec les collectivités des Premières nations de la C.-B. et essaient de réparer les torts causés aux Indiens inscrits et non inscrits. Selon Statistique Canada, en C.-B., le taux de mortalité des bébés des Premières nations est de 7,5 par mille naissances, comparativement à 2 par 1 000 pour les autres enfants de la province. Le diabète et les maladies cardiaques sont plus fréquents chez les Autochtones que chez les autres citoyens. Certes, de meilleurs résultats, une diminution de la mortalité infantile et une plus grande espérance de vie chez les populations autochtones ne seront pas seulement le résultat des innovations mises en œuvre par les cliniques. La pauvreté et l'inégalité sont les principales sources de ces problèmes. Mais les initiatives en matière de soins publics qui respectent les valeurs et les systèmes de croyances autochtones et qui encouragent la formation de professionnels de la santé issus de ces collectivités – consacrant ainsi un principe fondamental d'une approche bien équilibrée en matière des soins de santé primaires – ont néanmoins un certain impact.

En bref, voilà où se situe la différence. Les soins de santé primaires à buts non-lucratifs essaient de remédier partiellement aux conséquences malheureuses qui sont inévitables dans une société inégalitaire. Les cliniques facturant des frais ne font qu'élargir le fossé social déjà creusé par l'économie politique, les drogues et la santé mentale.

Curieusement, en 2006, le gouvernement ontarien a signifié à Don Copeman que ses cliniques ne seraient pas bienvenues à l'est de la frontière du Manitoba. Mais, dès 2008, *Medpoint* y fonctionnait à pleine capacité. Selon les observateurs, il ne faisait aucun doute que cet établissement enfreignait la *Loi canadienne sur la santé* si ses patients achetaient des services médicaux assurés. Est-ce que *Medpoint* visait une confrontation devant les tribunaux avec Queen's Park lorsqu'elle a fait la promotion de ses services par l'intermédiaire d'une grande annonce publiée dans le *Toronto Star*? Et cherchait-elle ainsi à ouvrir, aux cliniques commerciales, les portes donnant sur le plus grand marché du pays? Le gouvernement aura-t-il les principes et le bon sens nécessaires pour accepter d'affronter ce centre?

V. CONCLUSION

En ce qui a trait aux résultats en santé, le Canada se débrouille assez bien. L'espérance de vie est élevée, les taux de mortalité infantile sont bas, bien que, à la honte de ce pays, les populations des Premières nations continuent de mourir à bas âge et à souffrir disproportionnellement.

Selon une étude financée par le Fonds du Commonwealth au début de 2008, le Canada se classe au sixième rang parmi 19 pays développés par rapport aux soins de santé au cours de la période 2002-2003.[55] Cela signifie relativement peu de mortalités chez les personnes de moins de 75 ans en raison d'une série de causes qui, selon les professionnels de la santé, sont évitables. Le Canada était septième en 1997-1998. Au milieu des années 1990, les données relatives aux personnes âgées de 5 à 64 ans indiquent que le Canada est au premier rang des pays de l'OCDE

Nous appuyons un programme de coordination nationale de soins à domicile, à court et à long terme et à capitalisation entière, ainsi qu'une initiative d'assurance-médicaments. Les deux aideraient les personnes âgées, ou handicapées ou moins bien nanties à avoir une vie meilleure et, au fil des ans, permettraient d'économiser des ressources.

par rapport aux mortalités évitables (i.e. qu'il a les meilleurs résultats). Or, est-il possible que notre pays ait pris du recul?[56] Quoi qu'il en soit, le score du Canada demeure très respectable. Selon l'étude la plus récente financée par le Fonds du Commonwealth, les É.-U. se sont classés au dernier rang. (L'Australie est arrivée troisième illustrant ainsi que tout n'est pas si mal relativement aux soins de santé, contrairement à ce que ce document a pu sous-entendre préalablement.)

Même si la situation des soins de santé au Canada n'est pas catastrophique, il y a encore place à l'amélioration. Par exemple, les temps d'attente liés aux chirurgies électives ne se retrouvent pas dans les statistiques de mortalité mais, par contre, ils contribuent largement à notre crédit national d'agonie et de frustration. Nous devons continuer à améliorer les services publics afin d'accélérer ces interventions et élargir le rôle d'établissements comme celui du D[r] Cy Frank à Calgary, mentionné ci-dessus. Or, lorsque nous examinons le rôle des centres chirurgicaux polyvalents, même ceux sans but lucratif, il faut se souvenir que la vitesse n'est pas tout ce qui compte, que même des interventions simples peuvent s'accompagner de complications et que, en raison de tous leurs équipements et du nombreux personnel spécialisé, les hôpitaux de soins actifs peuvent assurer une meilleure sécurité. La qualité et la sécurité doivent passer en premier.

Il est clair qu'il y a pénurie de personnel soignant au Canada. Même si ce n'est pas le thème de ce document, il faut souligner la pénurie de personnel infirmier et le fait que les infirmières et les infirmiers vieillissent. Le secteur a besoin d'une infusion importante de nouveaux professionnels. Il est clair aussi que nous avons besoin de plus de médecins dans certaines régions du pays, particulièrement des spécialistes.

Le Parlement ne devrait pas, sous l'apparence d'un fédéralisme de coopération, ignorer sa responsabilité de confronter les provinces qui ne respectent pas les principes d'accessibilité et d'universalité dans la prestation des services.

Nous avons déterminé, dans ce document, quels services médicaux et de soutien devraient, selon nous, être intégrés au système public. Nous appuyons un programme de coordination nationale de soins à domicile, à court et à long terme et à capitalisation entière, ainsi qu'une initiative d'assurance-médicaments. Les deux aideraient les personnes âgées, ou handicapées ou moins bien nanties à avoir une vie meilleure et, au fil des ans, permettraient d'économiser des ressources. Toutes les études suggèrent que l'escalade des coûts des médicaments associée à la prolifération de nouveaux produits requiert des mesures draconiennes. Une meilleure protection des brevets pharmaceutiques, au Canada et ailleurs, accroît les profits et sert les objectifs inflationnistes. Un régime public d'assurance-médicaments permettrait de contenir les prix, et nous serions alors dans une position avantageuse pour acheter comme celle dont bénéficie tout gros fournisseur du secteur public. De toute évidence, un tel programme faciliterait l'accès aux médicaments aux Canadiennes et Canadiens qui doivent payer de leur poche leurs médicaments sur ordonnance. Il pourrait aussi alléger les coûts des employeurs offrant des régimes privés d'assurance-médicaments en réduisant les sommes prélevées par les assureurs privés pour couvrir les coûts administratifs et autres. De plus, tel que mentionné auparavant, les coûts de la couverture seraient répartis plus équitablement car tous les employeurs auraient la responsabilité de contribuer à un fonds public national. De nombreuses compagnies offrant présentement des assurances privées auraient un meilleur avantage concurrentiel.

Cela ne veut pas dire que la bourse publique devrait payer tout ce qui sort des laboratoires. À cet égard, nous répétons la demande de la Coalition canadienne de la santé pour mettre en place un mécanisme transparent et objectif d'homologation des médicaments qui donne priorité à la sécurité et au coût. Les processus d'homologation de nouveaux médicaments, processus financés par les compagnies pharmaceutiques et pratique courante au Canada, ne peuvent qu'être dictés, du moins en partie, par le marché. Actuellement, Santé Canada est loin d'être un partenaire prêt à partager ses données avec les médecins et le grand public.[57] Le secret est à l'ordre du jour quand vient le temps de mettre le timbre d'approbation sur de nouveaux médicaments. Cela doit changer.

En avril 2008, le gouvernement fédéral a déposé le projet de loi C-51 visant à modifier la *Loi sur les aliments et drogues* pour la première fois depuis son adoption. Si ce projet de loi est adopté, le ministère fédéral de la Santé commencerait à gérer les risques associés à l'homologation des médicaments plutôt que de s'assurer de la sécurité des médicaments pendant le processus d'homologation. De plus, le projet de loi éliminerait les obstacles à la publicité s'adressant directement aux consommateurs et sanctionnerait le secret commercial et la confidentialité par rapport aux produits.

Il ne fait aucun doute que notre société consomme trop de médicaments. Par rapport à ces derniers, le contrôle des coûts est inextricablement lié aux efforts déployés dans le but de recommander et financer seulement les médicaments prouvés utiles pour améliorer la qualité de vie des patients et qui donnent des résultats qu'aucune autre méthode alternative ne peut atteindre.

Des régimes d'assurance-maladie ou de soins à domicile pourraient être intégrés, ou non, à la *Loi canadienne sur la santé*. L'important c'est qu'ils soient accessibles, universels et de qualité. De plus, l'inclusion d'un service dans cette loi ne garantit pas des sanctions imposées par le gouvernement fédéral aux provinces qui facturent des services assurés. En fait, même si la proportion fédérale du financement en santé a diminué au cours des décennies, le bâton d'Ottawa semble faire de moins en moins peur. Un gouvernement qui s'intéresse aux services publics pourrait utiliser la carotte des dollars du fédéral pour

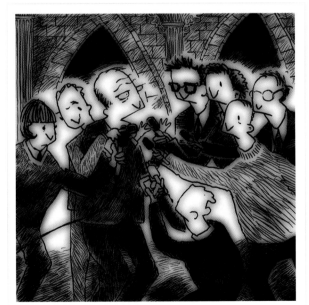

Nous ne voudrions pas mettre en danger la santé de la nation en insistant pour avoir l'égalité d'accès aux soins de santé!

négocier des régimes complets d'assurance-médicaments et de soins à domicile.

Il ne faut pas penser qu'Ottawa doit cesser ses efforts pour appliquer les dispositions de la *Loi canadienne sur la santé* tout simplement parce que les gouvernements provinciaux n'aiment pas se faire dire quoi faire par Ottawa et que les autorités fédérales ont perdu quelque peu l'influence financière dont elles bénéficiaient à une certaine époque. En février 2008, Paul Moist, président du Syndicat canadien de la fonction publique (SCFP), et Linda Silas, présidente de la Fédération canadienne des syndicats d'infirmières et infirmiers (FCSII), ont tous deux écrit à la vérificatrice générale du Canada pour lui demander de faire enquête relativement aux engagements de Santé Canada d'appliquer les dispositions de la *loi*. Les deux présidents ont souligné :

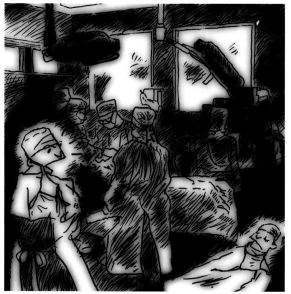

Vous ne pouvez dormir maintenant, il n'y a personne pour vous remplacer!

« Malgré la croissance rapide d'entreprises à but lucratif de prestation de services médicalement nécessaires, malgré les obstacles financiers aux services assurés et le fait que certaines personnes passent avant les autres, il est très rare d'observer le gouvernement fédéral signaler ou remettre en question de telles pratiques. » [Traduction]. Ce serait peut-être différent si les dollars fédéraux ne comptaient plus lorsqu'il s'agissait de soins de santé, mais, en 2004, Ottawa a accepté d'augmenter les transferts aux provinces de 41 millions de dollars répartis sur une décennie. Le Parlement ne devrait pas, sous l'apparence d'un fédéralisme de coopération, ignorer sa responsabilité de confronter les provinces qui ne respectent pas les principes d'accessibilité et d'universalité dans la prestation des services.

D'autres initiatives publiques devraient aussi être sur la table, dont des soins dentaires gratuits ou, du moins, largement financés pour les enfants d'un certain âge. Il n'y a aucune raison de penser que le Canada ne puisse se permettre de telles initiatives.

Dédaigner l'égalité

Les soins de santé à but lucratif, de leur côté, ne donnent aucun signe selon lesquels ils améliorent les services de santé au Canada. Où sont les études évaluées par des pairs démontrant que les fournisseurs à but lucratif permettent de diminuer les coûts et d'améliorer les résultats de la population dans son ensemble? Elles n'existent pas.

Certes, les cliniques privées peuvent raccourcir les délais d'attente des personnes ayant les ressources financières en ajoutant l'option « choix ». En fait, les politiciens et autres élites qui appuient de telles mesures parlent vraiment aux personnes les plus prospères même s'ils formulent leurs arguments dans la langue de l'intérêt commun. Comme certains

Où sont les études évaluées par des pairs démontrant que les fournisseurs à but lucratif permettent de diminuer les coûts et d'améliorer les résultats de la population dans son ensemble? Réponse : Elles n'existent pas.

de nos dirigeants élus, les juges de la Cour suprême, constituant la majorité dans l'arrêt Chaoulli, font aussi preuve d'un certain dédain envers les principes d'égalité. Comme l'écrivent Colleen Flood, Mark Stabile et Sasha Kontic : « L'égalité ne peut éclipser les autres facteurs car l'égalité dans la misère ne vaut pas le coup. Or, si le juge en chef McLachlin et les juges Major et Bastarache avaient accordé une certaine valeur à l'atteinte de l'égalité dans l'allocation des soins de santé... » alors leur « approche intimidante » aurait pu être « tempérée » et on aurait peut-être pas eu la décision judiciaire de 2005 invitant les assureurs privés à élargir leur champ d'activité au Canada. [Traduction][58]

Lorsque les Canadiennes et les Canadiens participent au débat sur les soins de santé, ils doivent se souvenir que ce qui est le mieux pour les patients et les contribuables est loin d'être le seul facteur en jeu. Les gouvernements peuvent encourager les marchés parce qu'ils ont un œil sur les tendances en matière d'investissements internationaux. Ils peuvent ouvrir les portes aux corporations de soins de santé parce qu'ils veulent donner accès aux entreprises canadiennes, aux marchés d'autres pays. On ne peut comprendre le débat public-privé sans être conscient de l'entente appelée Accord général sur le commerce des services (AGCS ou GATS). Selon le GATS qui comprend les services médicaux, les services d'un pays peuvent être protégés des mesures de libéralisation. Mais, dès que ces services sont dispensés sur une base commerciale, la protection se fragilise. Les groupes spéciaux chargés d'examiner les différends sont moins susceptibles de protéger, des forces du marché, les secteurs des soins de santé lorsque ces secteurs font déjà place aux intervenants commerciaux. De leur côté, les corporations tiennent les gouvernements responsables d'avoir ouvert les frontières aux nouveaux investissements. Sous cet angle, les soins et les économies sont secondaires.

Le recours aux assurances médicales privées pour des services déjà couverts par l'assurance-maladie, comme cela se fait au Québec, signifie que le Canada doit se soumettre à certaines obligations en vertu des accords commerciaux internationaux qu'il a signé, particulièrement en ce qui a trait aux règlements régissant l'accès aux marchés ainsi que les exigences en matière de contrôle des produits de l'assurance.

Finalement, comment doit réagir le citoyen lorsque les soins et la qualité sont diminués au nom du profit? Parmi tous les services publics, les Canadiennes et les Canadiens semblent privilégier la prestation de traitements de qualité fondée sur le principe selon lequel la maladie, et non le compte en banque, doit déterminer leur place dans la file d'attente des soins de santé. Il est difficile de penser à un autre bien ou service dispensé sur la base du pur besoin. Même l'éducation universelle n'est pas offerte tout à fait de cette façon. Malheureusement, un tel principe ne décrit généralement pas ce qui se passe dans le monde, un monde dans lequel la richesse personnelle est la clé qui ouvre les portes aux choses nécessaires et de qualité. C'est pourquoi, la défense de soins de santé qui traitent les riches et les moins bien nantis comme s'ils étaient égaux exige des efforts de la part de la population canadienne. En pas seulement les efforts de quelques « militants et militantes ». À l'hiver 2008, les gens d'Hamilton ont réagi aux assauts portés aux soins de santé sans but lucratif, comme l'avaient fait les Albertains quelques années auparavant. Nous pouvons tirer une bonne leçon d'eux.

Une colère contrôlée, exprimée poliment mais fermement, attire l'attention. Souvent, les politiciens ne savent pas ce qui est mieux. Mais leur ouïe demeure généralement bonne. Si un nombre suffisant de personnes brandissent les armes (de façon métaphorique bien sûr), les représentantes et représentants élus accorderaient peut-être davantage d'attention aux citoyens qu'aux investisseurs et aux avocats spécialisés en droit des affaires.

Notes

1   Entrevue du 22 janvier 2008 avec l'auteur

2   Énoncé de politique de l'Association médicale canadienne, *Toujours une question d'accès. L'assurance-maladie bonifiée*, juillet 2007, p. 1

3   Ibid.

4   The Centre for Spatial Economics, *The Economic Cost of Wait Times in Canada*, janvier 2008. pp. 1, 12 [en anglais, sommaire en français].

5   Ibid., p. 12

6   Article de Helen Branswell de la Presse canadienne dans le *Toronto Star*, « Wait times cost economy $14.8 billion: CMA », (15 janvier 2008)

7   Colleen Fuller et Diane Gibson, *The Bottom Line: The Truth Behind Private Health Insurance in Canada* (Edmonton : NeWest Press, 2006), p. 60

8   Coalition canadienne de la santé, *En obtenir plus à meilleur compte. Stratégie nationale sur l'assurance-médicaments* (Ottawa, 2006), p. 7

9   Le Dr Brian Day a cité le ratio canadien de médecins par 1 000 habitants dans son exposé du 12 octobre 2007 présenté au Empire Club de Toronto et dans son exposé sur les temps d'attente présenté le 15 janvier 2008 devant les membres du Economic Club réunis au National Club de Toronto. Il a alors affirmé que 4,5 millions de Canadiennes et de Canadiens n'avaient pas de médecin de famille. L'exposé de 2007 a été tiré de www.cma.ca. L'auteur était présent à l'activité de 2008.

10 Anne-Laurence Le Faou, *Les systèmes de santé en questions: Allemagne, France, Royaume-Uni, États-Unis et Canada* (Paris : Ellipses, 2003), pp. 71, 119. Pour un examen fascinant des effets des politiques actuelles de financement public au sein du système français et l'augmentation des joueurs à but lucratif, voir André Grimaldi, Thomas Papo, et Jean-Paul Vernant, « Traitement de choc pour tuer l'hôpital public », *Le Monde Diplomatique*, (février 2008).

11 Voir les statistiques de l'Organisation mondiale de la santé, Core Health Indicators à www.who.int/whosis/database/core/core_select.cfm (en anglais seulement).

12 Communication orale entre le Dr Brian Day et l'auteur le 15 janvier 2008

13 J. Ross Barnett et Pauline Barnett, « The growth and impact of private hospitals in New Zealand », dans *Health Service Privatization in Industrial Societies*, Joseph L. Scarpaci (Ed.), (Rutgers University Press, 1989), p. 98

14 Voir Stephen J. Duckett, « Living in the parallel universe in Australia: public Medicare and private hospitals », *JAMC*, (septembre 2005), affiché à www.cmaj.ca/cgi/content/full/173/7/745 , en anglais seulement.

15 Voir *State of our Public Hospitals Reports* à www.health.gov.au (taper titre du document dans la boîte *Enter keywords*).

16 Maude Barlow, *Profit is not the Cure* (Toronto : McLelland and Stewart, 2002), pp. 97-98

17 Toutes les données faisant référence à l'exposé du Dr Frank sont tirées de son document PowerPoint intitulé *Have Wait Times Been Conquered? Rolling Out Alberta's Orthopaedic Program*, présenté lors du Sommet sur les politiques en santé dans l'ouest canadien, 5 et 6 décembre 2007, Calgary.

18 Herb Emery et Kevin Gerrits, *The demand for private health insurance in Alberta in the presence of a public alternative*, novembre, 2005, affiché à www.irpp.org/events/archive/nov05JDI/emery_gerrits.pdf p. 2

19 Médecins canadiens pour le régime public, *Success Stories in Medicare*, affiché à www.canadiandoctorsformedicare.ca

20 Michael Rachlis, *Public solutions to health care wait lists* (Centre canadien des politiques alternatives, 2005), p. 21

21 Ibid., p. 20

22 Bob Rae, "Health policy in the consumer era," in *Do We Care? Renewing Canada's Commitment to Health*, Margaret Somerville (Ed.), (Montréal : McGill-Queen's University Press, 1999), pp. 89-94

23 Voir les statistiques de l'OMS sur le site Web indiqué à la note 11.

24 Duckett, « Living in the parallel universe in Australia », *CMAJ*, site Web indiqué à la note 14

25 Syndicat canadien de la fonction publique, *À la défense de l'assurance santé : Un guide concernant la législation et la réglementation canadiennes* (janvier 2008), p. 10

26 Colleen Flood lors du déjeuner-causerie organisé par la FCSII sur la privatisation des soins de santé. Lors de cette activité, le professeur Flood a aussi mentionné la longueur estimée des délais d'attente pour une arthroplastie de la hanche et du genou s'il y avait un déplacement des ressources publiques vers le privé. Voir la discussion au sujet des temps d'attente dans ce document.

27 Communiqué de presse, Rapport Castonguay, 19 février 2008. Affiché à www.fiqsante.qc.ca

28 Physicians for a National Health Program (U.S.), Présentation PowerPoint 2003; statistiques de l'OCDE

29 Ibid. The PNHP s'inspire des données tirées du *Employee Benefit Research Institute* et du *U.S. Department of Commerce*.

30 P.J. Devereaux, Diane Heels-Ansdell, et al, « Payments for care at private for-profit and private not-for-profit hospitals: a systematic review and meta-analysis », dans *CMAJ*, 8 juin 2004, pp. 1817-1824. Citation à la page 1822. [en anglais seulement]

31 Fuller et Gibson, *The Bottom Line*, pp. 29-30

32 Allyson M. Pollack, *NHS plc* (London : Verso, 2004), p. 37

33 Ibid., pp. 28-29

34 Ibid., p. 46

35 Coalition de la santé de l'Ontario, *P3 Hospitals, Importing a British Failure: A Closer Look*. Le journaliste George Monbiot est l'auteur cité.

36 Pollack, *NHS plc*, p. 120

37 L'information au sujet du Centre de santé mentale Royal Ottawa est tirée du rapport de la section locale 479 du SEFPO intitulé *Risky Business II* (novembre, 2007). Les données relatives à l'établissement de Brampton sont tirées de documents élaborés par les coalitions de la santé de l'Ontario et de Brampton. Voir Coalition de la santé de l'Ontario, *When Public Relations Trump Public Accountability: The Evolution of Cost Overruns, Service Cuts, and Cover-Up in the Brampton Hospital P3*, janvier 2008.

38 *Risky Business II*, p. 8

39 Le gouvernement ontarien a affirmé son engagement envers un système public, mais les critiques du *Commitment to the Future of Medicare Act* (projet de loi 8), par exemple l'économiste Armine Yalnizyan, a pris le gouvernement provincial à parti à la suite de ses déclarations inattaquables contre les soins à deux paliers mais sans pour autant adopter une loi sévère permettant de mettre un frein à la privatisation. Selon Yalnizyan, les soins publics sont viables seulement si, entre autres mesures, des initiatives sont en place pour assurer le suivi et évaluer les résultats des dollars publics dépensés dans les établissements appartenant à des investisseurs. De tels paiements « se justifient-ils par une plus grande économie des coûts ou une amélioration de la qualité? », demande-t-elle dans sa *Presentation to the Standing Committee on Justice and Social Policy on Bill 8*, février 2004, affichée sur le site du Centre canadien des politiques alternatives à www.policy-alternatives.ca.

40   Coalition de la santé de l'Ontario, note d'information – janvier 2008, *The loss of 100 years of non-profit home nursing in Hamilton*

41   Jane Aronson, Margaret Denton et Isik Zeytinoglu, « Market-modelled homecare in Ontario: Deteriorating working conditions and dwindling community capacity, » dans *Canadian Public Policy*, Vol. XXX, N° 1, 2004, pp. 112-124. Voir tableau 4 à la p. 118 [résumé en français].

42   Marcus J. Hollander, Nena L. Chappel, Michael J. Prince et Evelyn Shapiro, « Providing care and support for an aging population » dans *Healthcare Quarterly*, Vol. 10 N° 3, 2007, p. 40

43   Ibid.

44   Wendy L. Armstrong, *Jumping on the Alberta Bandwagon*. Ce court document se base sur l'étude menée par Madame Armstrong pour l'Association des consommateurs et consommatrices du Canada, Rapport de la section de l'Alberta intitulé *Elder Care – on the Auction Block*, 2002.

45   Michael Rachlis, *Prescription for Excellence* (Toronto : HarperCollins, 2004), p. 131

46   Margaret McGregor, Marcy Cohen et al, « Staffing levels in not-for-profit and for-profit long-term care facilities: does type of ownership matter?» dans *CMAJ*, 1er mars 2005, 172(5), pp. 645-649. Voir p. 648 pour les données relatives à la dotation en personnel par résident et par jour.

47   Ibid., p. 645

48   Kimberlyn M. McGrail, Margaret J. McGregor, Marcy Cohen, Robert B. Tate, et Lisa A. Ronald, « For-profit versus not-for-profit delivery of long-term care », dans *JAMC*, 2 janvier 2007, pp. 57-58 [en anglais seulement]

49   Un nom fictif a été utilisé. En raison de sa volonté à parler, cette IA a fait l'objet de représailles de la part de son employeur par le passé. Elle s'est entretenue avec l'auteur le 11 février 2008.

50   P.J. Devereaux, Peter T.I. Choi et al, « A systematic review and meta-analysis of studies comparing mortality rates of private for-profit and private not-for-profit hospitals », dans *CMAJ*, (28 mai 2002), pp. 1399-1406. Citation p. 1405.

51   Physicians for a National Health Program, présentation citée à la note 25

52   L'auteur a reçu la traduction d'un résumé du programme en février 2008. Ce résumé a été envoyé par Frida Gullberg, Suédoise professionnelle de la santé, militante et membre de la SAC Labour Federation.

53   Dr Danielle Martin s'est entretenue avec l'auteur le 22 janvier 2008.

54   Article de Fiona Anderson, « B.C. Medical Services Commission agrees with Copeman », paru dans le *Vancouver Sun* (29 novembre 2007)

55   Ellen Nolte, Martin McKee,« Measuring the Health of Nations », dans *Health Affairs*, janvier-février 2008, pp. 58-71. Les graphiques indiquent le classement des pays au cours de deux périodes. Voir résumé préparé par Deborah Lorber à www.commonwealthfund.org/ sous International Health Policy.

56   Le Faou, *Les systèmes de santé en questions. Allemagne, France, Royaume-Uni, États-Unis et Canada* (Paris : Ellipses, 2003), pp. 102-103. Voir tableau II-54.

57   Coalition canadienne de la santé, *En obtenir plus à meilleur compte*, pp. 14-15. Voir aussi editorial « Vioxx: Lessons for Health Canada and the FDA », dans JAMC (janvier 2005) [en anglais seulement]

58   Colleen M. Flood, Mark Stabile et Sasha Kontic, « Finding Health Policy 'Arbitrary': The Evidence on Waiting, Dying and Two-Tier Systems », tiré de Colleen M. Flood, Kent Roach, Lorne Sossin (éd.), *Access to Care, Access to Justice: The Legal Debate Over Private Health Insurance in Canada* (Toronto, 2005). L'auteur a consulté une copie électronique de cet article de 27 pages. Citation à la p.2.

Les PPP : un investissement douteux
Sébastien Paquin-Charbonneau, Montréal, 9 novembre 2004

PPP : de sérieuses carences au chapitre de l'éthique
Le Devoir, 10 octobre 2004

Le thème : les partenariats public-privé.
"Le Québec ne peut plus continuer comme ça"
La Presse, 2 juin 2004

Les vices cachés des PPP
L'Actualité, 1 décembre 2004

Les Britanniques déçus par les PPP
Le Devoir, 6 mai 2006

Les PPP seraient nuisibles
PC, 8-9 septembre 2007

Les partenariats public-privé du gouvernement Charest critiqués par les Chambres de commerce
Le Droit, 3 novembre 2004

Les PPP échapperont à la loi sur le lobbyisme
Le Devoir, 12 novembre 2004

Quatorze millions de plus pour construire en mode PPP
Le Devoir, 21 janvier 2005

Des PPP de la Ville d'Ottawa en difficulté
Le Droit, 26 avril 2007

CHUM : le coût des PPP s'ajoutera à la facture
Le Devoir, 14 janvier 2005

PPP : que des échecs un peu partout
La Presse, 7 février 2005

Les villes ne veulent pas des PPP
La Presse, 6 septembre 2007

"PPP" : la facture d'un projet gonfle
La Presse, 21 janvier 2005

Privatized health care: Good for profits, bad for patients
Kingston Whig - Standard, Mar 29, 2004

Building for profit costs a bundle
The Ottawa Citizen, Jan 16, 2003

Profit the priority in P3 projects
Calgary Herald, Dec 28, 2002

Private financing hikes hospital costs
Sudbury Star, Oct 15, 2005

Too costly to build P3 hospitals
Welland Tribune, May 27, 2008

Hospital privatization a 'disturbing picture'
Toronto Star, Jan 8, 2008

Public-private hospital clearly isn't working
Toronto Star, Jan 28, 2008

Market-based health care will be more expensive
The Vancouver Sun, Oct 31, 2002

Private financing, public questions
Toronto Star, Jan 8, 2008

Public-private partnerships cost more, but deliver less
Times - Colonist, Aug 15, 2004

Partnerships not in public interest
Toronto Star, Sep 1, 2005

For-profit health care:
A road paved with gold and doubtful intentions

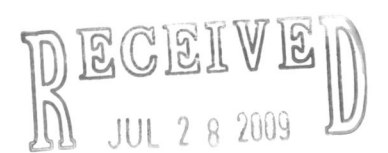
The Canadian Federation of Nurses Unions
www.cfnu.ca

2841 Riverside Drive, Ottawa, Ontario K1V 8X7
613-526-4661

Project manager: Linda Silas
Editorial: Sharon Costello, Debra McPherson, BCNU; Danielle Latulippe-Larmand, Lawrence Walter, ONA; Heather Smith, Keith Wiley, UNA; Michèle Boisclair, Lucie Mercier, FIQ

CFNU Researchers: Amanda Crupi, Paul Curry
Graphic design: Sean Dillon-Fordyce
Assistants: Oxana Genina, Deanna MacArthur
Translation: Carole Aspiros

First Edition September 2008
ISBN: 978-0-9784098-2-1

Printed and bound in Canada by Plantagenet Printing

The illustrations in this book including the cover were drawn by Dirk Van Stralen.
www.dirkvanstralen.com

Cover printed on

FSC
Mixed Sources
Product group from well-managed forests and other controlled sources
Cert no. SGS-COC-003420
www.fsc.org
© 1996 Forest Stewardship Council

Interior printed on

FSC
Mixed Sources
Product group from well-managed forests, controlled sources and recycled wood or fiber
Cert no. SGS-COC-003420
www.fsc.org
© 1996 Forest Stewardship Council

TABLE OF CONTENTS

Canadian Federation of Nurses Unions' Vision for Health Care

The Canadian Federation of Nurses Unions (CFNU) believes in a healthcare system that is universal, accessible, comprehensive, publicly funded, administered and delivered.

The CFNU believes in a healthcare system that includes superior quality acute care, primary health care, public health, mental health service, long-term care, home care and a national pharmacare program.

The CFNU believes in a health care system that treats all people equally regardless of gender, religion, ethnic origin or financial status.

The CFNU believes in a healthcare system that provides a safe, quality work environment for all employees.

The CFNU Biennial Convention, June 2007.

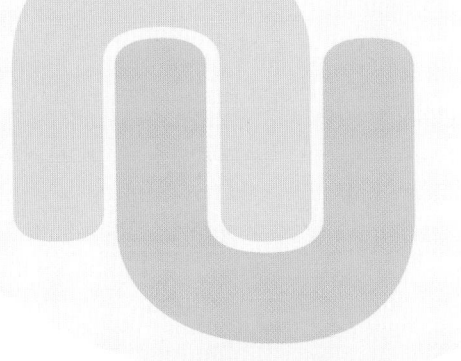

I. INTRODUCTION: THE PARAMETERS OF OUR DISCUSSION

One afternoon in 2006 the telephone rang in the communications office of a nurses' union. On the other end was a political advisor from one of the provincial ministries. The caller was interested in arranging a meeting between government officials and union leaders. His objective: to "explain" the province's alternative financing method for hospital construction, popularly known as Public-Private Partnerships (P3s), to the union leadership. The government wanted to get the nurses on side, to convince them to back the private financing of health infrastructure.

The staff person who took the call said something like, "a meeting is always welcome, so give me the details, but you know our union is against privatization."

The ministry official replied in either genuine or theatrical amazement: "But our financing method isn't privatization! These hospitals will be owned by the public sector. No one will pay to be taken care of. This is the most pro-public government in the history of..." More was said, all of it polite.

Perhaps the reader doesn't have to be reminded that by the time of this call numerous rallies led by unions and provincial health coalitions against P3s had already taken place. The government's idea that a slick presentation could win them the support of unionized registered nurses and allied professionals was no doubt naive.

What was probably not false about the conversation was that it betrayed at least some genuine confusion, or disagreement, about just what privatization in health care is. The ministry voice on the phone was ready to agree that for-profit health care might be ugly. He just wanted to deny that his government was in the business of offering it. So it is important, for our purposes, to identify privatization policies with reasonable precision before discussing the ways in which they might threaten Canadians' well-being. In this paper, we will touch on: the role of for-profit players in healthcare provision and funding; the private financing of infrastructure; the downloading of payment responsibility for services from provincial health plans to patients themselves (generally called de-listing); and the quest to introduce "market principles," broadly speaking, into care.

Supporters of more for-profit care (a more useful adjective than "private" in a country where most hospitals are neither state-owned nor cash generators for shareholders) frequently begin their case by making the point that the Canadian system is already mixed. Providers of those health services not covered by provincial hospital and physician-care plans abound and derive their revenue either from patients' out-of-pocket payments or private insurance plans. Approximately 30% of healthcare expenditure in Canada presently flows from such sources, according to the World Health Organization. Most residents (not including seniors and those receiving social assistance) rely on private plans or their wallet to pay for pharmaceuticals, at least when out of

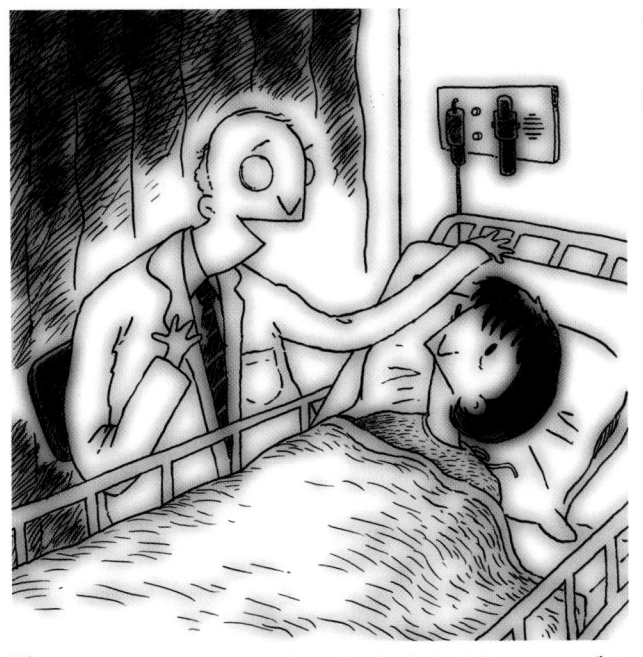

We won't know if you're treatable until we've had a look at your wallet.

hospital. They pay for dental care in a similar fashion. Pharmacies are commercial enterprises, offering a hodgepodge of essential and non-essential products and services. At neighbourhood clinics, professionals offer health services like chiropractic treatments and massage therapy, proven beyond any reasonable doubt to be medically necessary but generally not covered by the public purse, at least not any longer. For their part, most physicians are small-scale entrepreneurs who employ support staff and get almost all their income from the province.

So Canadians already live in a culture of public and private, commercial and not-for-profit medical activity. Don't get excited, advocates of more privatization say: Let's just make adjustments.

Healthcare firms and insurance companies can, runs one argument, help make our system better – while earning money in the process. Direct-to-consumer advertising could be public education without cost to the public.

Our reply to this point of view, to be fleshed out in the following pages, is fairly straightforward. That for-profit activities are widely present in Canadian care hardly means they're a good thing or that they should be expanded. One key virtue of Medicare is that it limits the scope of those medical services offered on the basis of ability to pay rather than patient need. Our system is a public pledge to the sick that they will not be abandoned – indeed, that all reasonable means available to medical science will be employed to return them to health, regardless of the position in the market they occupy. Medicare's weakness, in our view, is that it doesn't limit the scope of profit-making sufficiently, and that over time, not-for-profit care hasn't been comprehensively extended beyond physician and hospital services – although this was the intent of the system's founders.

A system blind to patients' wallet size

Therefore, our discussion, while tackling the claim that care and government accounts might be improved by more for-profit activity, will also explore the desirability of expanding that share of health spending covered by public revenues and furnished by non-profits. Why would we proceed on the assumption that universal coverage and treatment blind to patients' wallet size has hit some sort of natural or economic ceiling? Canadian nurses assume that improved care is the top priority. The quest for new sources of business for insurers and other entrepreneurs doesn't figure in their set of motivations.

So what does the medical and economic evidence from other industrialized countries have to say about the impact of privatization? How can we make Canadians healthier? How can we better cure people who do get ill, or assist them to manage their medical problems when that is the best that can be achieved, in ways that make the best use of our financial and other resources? What if our governments roll out the welcome mat for primary care clinics where prosperous patients pay hundreds or even thousands of dollars, ostensibly for medical services not covered by provincial

plans, and in the process manage to see unhurried physicians – while millions of other Canadians can't even get an appointment?

The factors underlying good (and bad) health

A few other points by way of introduction. Any discussion of the priorities of a healthcare system has to recognize a key paradox: good health is not chiefly due to treating illness, and yet our health system is almost entirely devoted to repair. Socio-economic factors are by a significant margin the most important causes of good (or bad) health – as the 2002 Romanow Commission noted. In other words, the most important "ingredients" of sound mind and body are housing, clean water and good food, exercise, access to knowledge, a natural environment that has not been poisoned, a safe neighbourhood, and a workplace free of danger and excessive stress – determinants generally not considered part of health care's traditional turf. Even if this book does not focus on these determinants, it is important to keep them in mind as we proceed. Repairing bad health is an unpleasant and often costly fall-back. Everyone senses that prevention ought to come first, that it is a large component of the answer to both healthcare cost and patient suffering. Unfortunately, prevention gets more lip service than action.

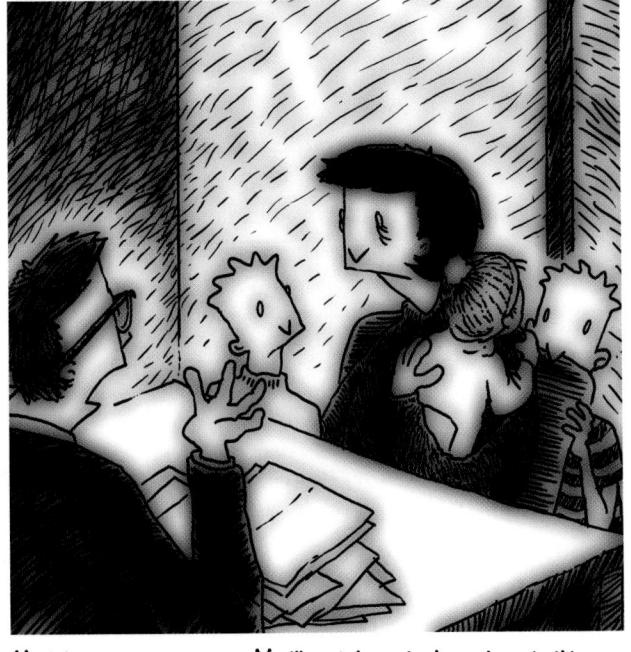

Health care costs money. You'll just have to learn to prioritize.

This is largely due to the contradictions built into our market-driven world. Authorities may tell people to eat well, to emphasize fresh vegetables and whole grains. They may urge citizens to exercise. But for every good-food message people hear, they will be told many times more often, in constantly repeating television advertisements, that they should "do what tastes right" and indulge their appetite for beef with added bacon, sandwiched between a soft bun; or they will be force-fed the message that carbonated sugar-water is the real thing; or that they should take the advice of major automotive companies and drive absolutely everywhere, with the result that their legs, heart and lungs spend most of the day at rest.

...a universal, single-payer health system is less expensive and more efficient than a private or mixed alternative.

And while stress might be a significant cause of poor health, and be closely linked to overwork (or under-work, as the case may be), a reduction and redistribution of the workweek would only make us uncompetitive – or so note our political and business elites. Thus, we should learn some deep breathing activities for the office or factory.

In short, when it comes to prevention, not all our oars are rowing in the same direction. Contradictions such as those just mentioned should be kept in mind as we consider ways to improve Canadian health care. Nor are they out of place in a paper devoted to pondering how expanded market forces in the realm of health might negatively impact our lives.

Values…and the value of a dollar

A final introductory consideration. Dr. Danielle Martin, a member of the board of directors of Canadian Doctors for Medicare and an articulate backer of preserved and enhanced universal care, observed in a recent interview that "defenders of Medicare do themselves a disservice by talking about values…when the case is really economic."[1] Without denying that values have meaning, Dr. Martin probably wants to assert that, when it comes to policy, values which may not be universally shared can't hold a candle to the following hard-headed assertion which she believes to have been

amply established by the literature: a universal, single-payer health system is less expensive and more efficient than a private or mixed alternative.

This could be a valuable point. Yet one senses that questions of efficiency don't quite exhaust the discussion. Those who favour a greater space for private care often assert that basic health services should be available to all, but they are not offended by the notion that extra, private money might purchase additional services or faster attention for some. In fact, this provision suits such persons' moral system quite well. They want "choice" and probably don't think their desire should be trumped by overall savings. Or, to describe their perspective more generously, perhaps they think that their right to personal purchase won't do anyone – or the system – any harm. Equality is a "value" they don't necessarily subscribe to, at least in all its forms. These Canadians and their intellectual defenders make an additional point: we buy and sell things all the time, including goods essential to health, like food and housing. Those with more money have the opportunity to acquire more expensive and usually higher quality groceries – that's a given. What is so different about health care?

Our answer to this question is at least as much about ethics as about conventional notions of economic efficiency. Nurses are open to the view that all goods and services necessary to human health and development should be made available according to need rather than capacity to pay. Morally speaking, we believe that optimum outcomes for all constitute the highest social objective. So health care, strictly understood, is in one sense perhaps not so special after all. Yet it remains true that more than in the case of food or housing, healthcare costs can fluctuate wildly from individual to individual. Justice seems to insist that the person who requires an operation potentially priced at tens of thousands of dollars shouldn't bear the double burden of a crisis both physical and financial. Principles of equality demand that in such a case society intervene to cushion the blow of "bad luck," to do all it can to equalize that person's opportunities for security and happiness.

We might add that in Canada health care happens to be a sphere where we have made important progress in limiting market forces – in the interests of the vast majority of citizens. Why give up egalitarian gains won in this field simply because equal improvements have not yet been made in certain other areas essential to a full human life?

II. ADVANCING THE CASE FOR PRIVATE PLAYERS

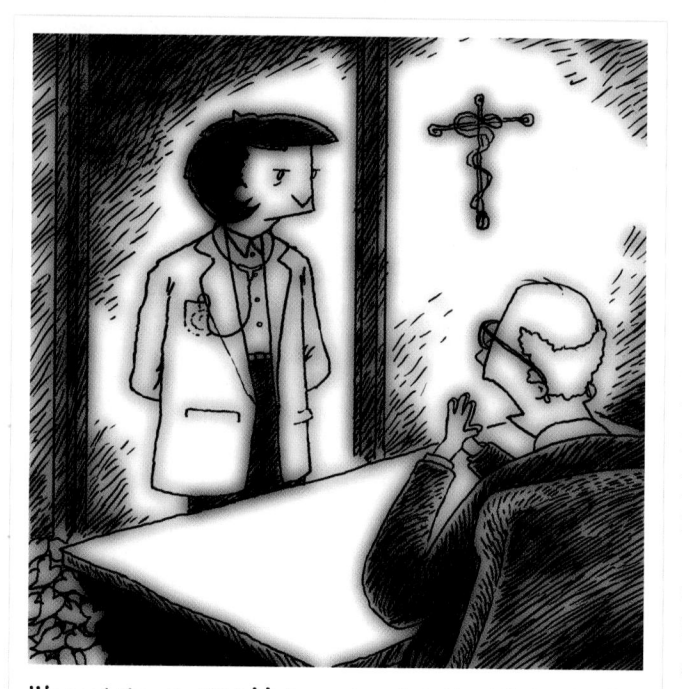

We need them to think Medicare plus - but it's still about profit.

No doubt the highest-profile organization in Canada promoting an expanded role for the private sector has been the Canadian Medical Association (CMA). Is this a surprise from a professional set that has, for the most part, historically offered grudging acceptance to Medicare, at best, and downright hostility at worst? Has that always included some who are hard-pressed to distinguish between principles of professionalism and political ideology? Perhaps not.

Yet those enjoying the political upper hand in their organization have been savvy in their latest approach. President Brian Day, an orthopaedic surgeon and founder/co-owner of the for-profit Cambie Surgery Centre in Vancouver, is well aware that Canadians are attached to Medicare. Dr. Day himself asserts a commitment to universal coverage and rarely misses an occasion to remind critics that he does not advocate the implantation of the American health model in Canada. But Dr. Day also knows that Canadians are frustrated with the system's shortcomings.

Those who languish for hours in an emergency room, or exceed medically recommended wait times for a surgical procedure, or fail to find a family physician, are potentially open to a greater role for for-profit health providers and private insurers. And that is the gist of the CMA's

case. Starting from the premise that wait times are the chief demon plaguing Canadian care, particularly when it comes to procedures such as joint replacement surgery, coronary bypass operations, cataract surgery, magnetic resonance imaging (MRI), and radiation therapy, the Association has urged governments to fill the breach by laying out the welcome mat for for-profit providers. The CMA puts it this way in a 2007 policy paper, *Medicare Plus: It's Still About Access:* "To the extent that the current public infrastructure constrains capacity, governments should consider contracting publicly funded services to the private sector."[2] To be sure, the Association is aware that any developing private

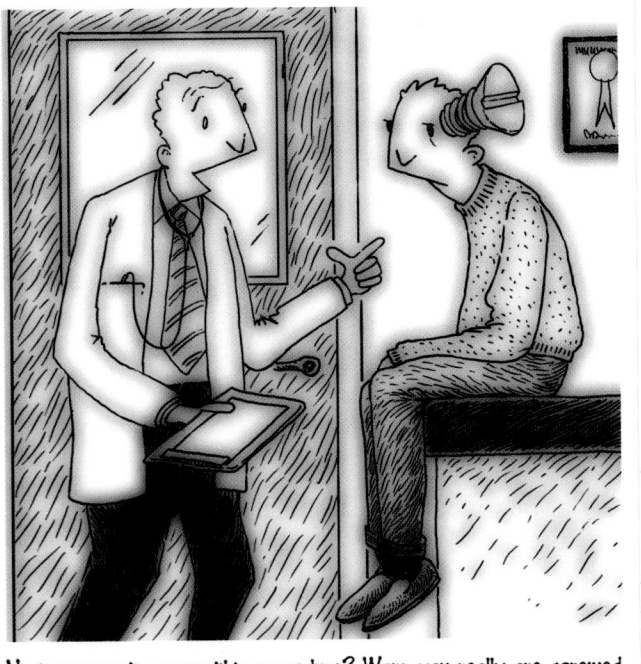

No insurance to cover this procedure? Wow, you really are screwed.

sector would have to share human resources with the public sphere. In the absence of a substantial increase in physician supply, the result of such a contracting-out initiative could only be additional stress on the public system. So it is at least partially in this context that readers should understand the CMA's most recent campaign to pressure the federal government to fund the training of more doctors. Without a larger pool of physicians to draw from, the numbers permitting any increased role for private medicine don't add up – even in the minds of such an initiative's backers.

In a complementary recommendation from *Medicare Plus,* the doctors also repeat their call for a Health Access Fund to back individual recourse for patients facing excessive wait lists. That is, patients waiting in the queue for a procedure longer than the medically recommended period of time

should, say the doctors, be able to access funds to help them obtain treatment away from home, either in another province or out of the country. In this instance, the CMA is not explicit about whether it envisages all such costs falling to the public tab, or just a portion.[3] Clearly, were the latter to be the case, Canadians could end up with an additional subsidy for those who are able to foot the bill for the remaining costs not covered by the Fund. In the guise of doing us all a favour, the physicians would effectively be calling for public assistance to those able to purchase (still more) private insurance.

Documenting the costs of wait times

In January 2008, at an event hosted by the exclusive National Club in Toronto, the CMA sought to further bolster its case by pointing to the ramifications of wait times, releasing a

Without a larger pool of physicians to draw from, the numbers permitting any increased role for private medicine don't add up.

study produced by the Centre for Spatial Economics. In *The Economic Cost of Wait Times in Canada,* this enquiry's authors determined that in 2007 the country as a whole was $14.8 billion poorer due to patients "waiting longer than medically recommended for just four key procedures..." – those mentioned above save radiation therapy. "In turn," continued the study, "this reduction in economic activity lowered federal and provincial government revenues by a combined $4.4 billion in 2007."[4]

The report reveals and repeats important and worrisome facts about Canadian care. Patients waiting for treatment are often not able to work; family members, generally women, often take considerable blocks of time away from their employment to care for a loved one hoping to get into the OR soon; what's more, they lose income in the process. Tests and other procedures, all of which cost, may multiply, and it is fair to blame the economic losses arising from these interventions on wait times, provided they have to be undertaken due to *excessive* delays in treatment. More drugs are, in this scenario, prescribed and taken. In his address presenting the study, Dr. Day made moving reference to patients he has known who, while waiting to undergo a procedure, became addicted to painkillers or sank into grim depression.

For another reason as well the authors of *The Economic Cost of Wait Times* can be commended for only estimating the bill for patient delays beyond the medically recommended periods, as

determined by the Wait Time Alliance (an association made up of 16 medical specialty societies). It would be a serious intellectual failing on their part to suggest that Canadians could concoct a system where *no* waiting for medical procedures occurred and revenue maximization could be pursued by all working-age members of society at virtually all times (when out of the OR). Illness inevitably and not undesirably entails pauses in productivity. Moreover, wait times of some sort will always occur; either physicians will spend some periods "idly" expecting patients to arrive (in a system with little illness and injury or a rationing scheme that keeps the poorer individual at home) or busy doctors, even if in good supply, will require patients to "line up" for at least a while. Health care cannot closely approximate the just-in-time automotive parts sector.

Still, the data presented in *The Economic Cost of Wait Times,* in provincially weighted national averages, does provoke justifiable alarm. For example, the authors determined that when it comes to patients waiting longer than the roughly 180 days (from specialist to surgery) recommended for joint replacement, the average delay approaches one year – although the median patient wait time is less than 100 days. No doubt this statistic hints at numerous in-the-flesh stories of anguish and frustration. When it comes to MRIs, the median patient wait time actually exceeds the "medically reasonable" benchmark by about 30 days.

Yet a careful reading of the document reveals a finding that could prove at least somewhat embarrassing to its sponsors. Out of the $14.8 billion social price tag for excessive wait times,

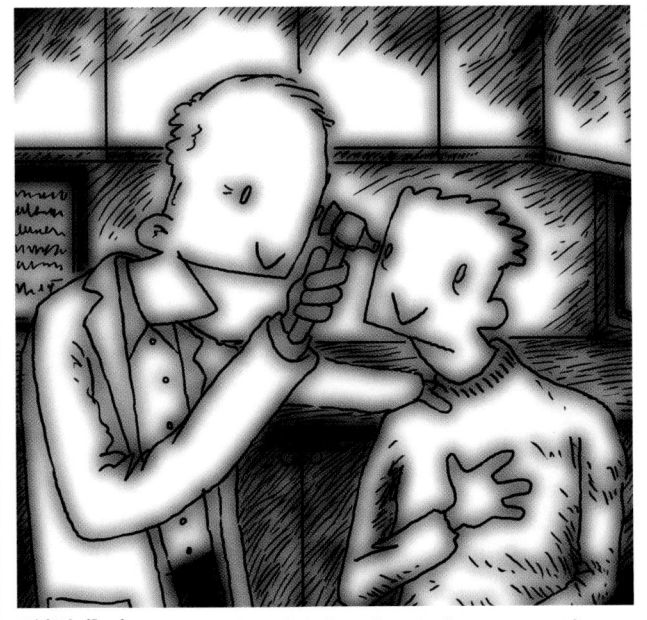

WOW! Do I ever see a lot of de-listed medical services in there.

it turns out that $13.8 billion are explained solely by these very MRI delays! In other words, excessive joint, cataract and heart waits together cost us $1 billion, according to the study's authors.[5] Now that is no paltry sum. Policy makers must take note. But this conclusion clearly has a dampening effect on the alarm bells sounded by the CMA. Soon after the release of the CMA study, University of Calgary

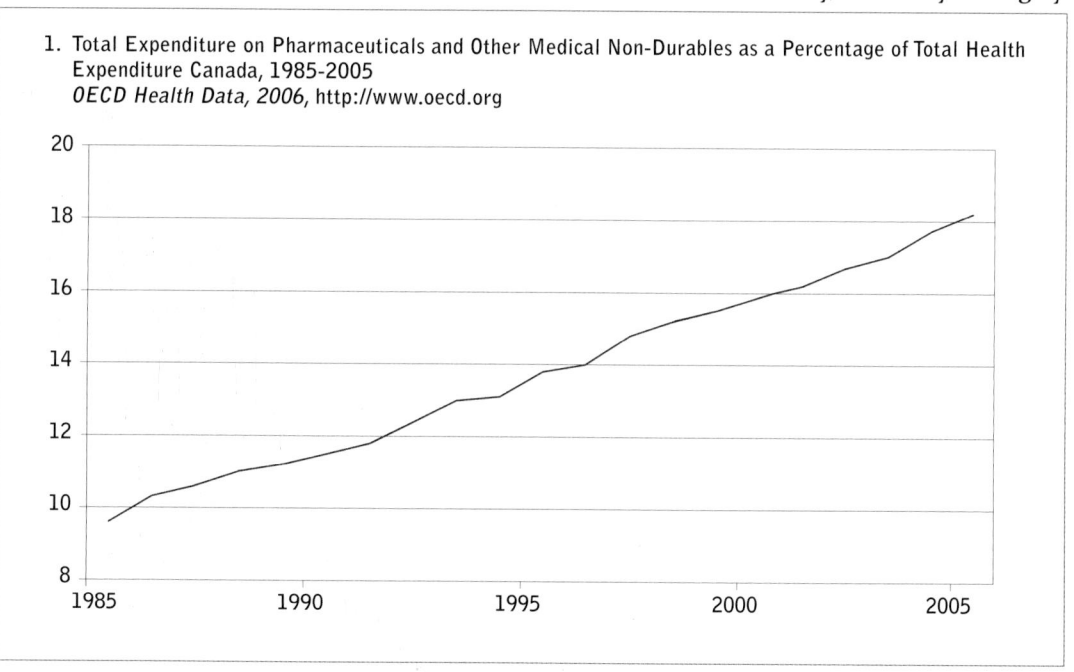

1. Total Expenditure on Pharmaceuticals and Other Medical Non-Durables as a Percentage of Total Health Expenditure Canada, 1985-2005
OECD Health Data, 2006, http://www.oecd.org

health policy analyst Steven Lewis took aim at the assumption that all MRIs are medically necessary. Lewis told the *The Canadian Press* that experts actually have little idea of precisely what benefits have accrued from the sharp increase in the use of this technique over the last 10 years. And he implied that costs might be ballooning more from overuse and "wasteful service" than from under-capacity.[6]

Dr. Martin, for her part, says that when it comes to magnetic resonance, "the relation between demand and need is not clear. A social expectation has been created." Observing that MRIs often reveal aspects of a patient's condition that will be investigated – without leading to a change in

treatment – Martin suggests physicians need better clinical practice guidelines to determine when an MRI is appropriate. Certainly, many patients pay a considerable emotional price as they wait for MRI access and all health professionals would agree that they deserve empathy and support. But again, it is far from certain that this service is always prescribed appropriately. Possibly, the authors of *The Economic Cost of Wait Times* identified an expense that has less to do with under-capacity in the public sector than excessive reliance on a novel medical machine. And could it be that wait times for MRI access for those who really need it have actually been exacerbated by this very overuse?

From the CMA's perspective, however, booming demand for these devices, somewhat scarce in Canada in comparison to several other OECD jurisdictions, provides an opportunity for investors to further develop net-works of diagnostic clinics. Canadians would thus gain access, in greater numbers and at greater speed, to the latest in medical technology. Some clients would also be drawn from what Dr. Martin calls the "worrying well."

I've created a new miracle drug! All we have to do is wait for the marketing department to tell us what disease it might cure...

Acknowledging and enumerating the system's shortcomings

Medicare Plus reiterates crucial points about the economics of our current public/private patchwork system, identifying pharmaceuticals, for example, as the leading cost drivers in health spending in

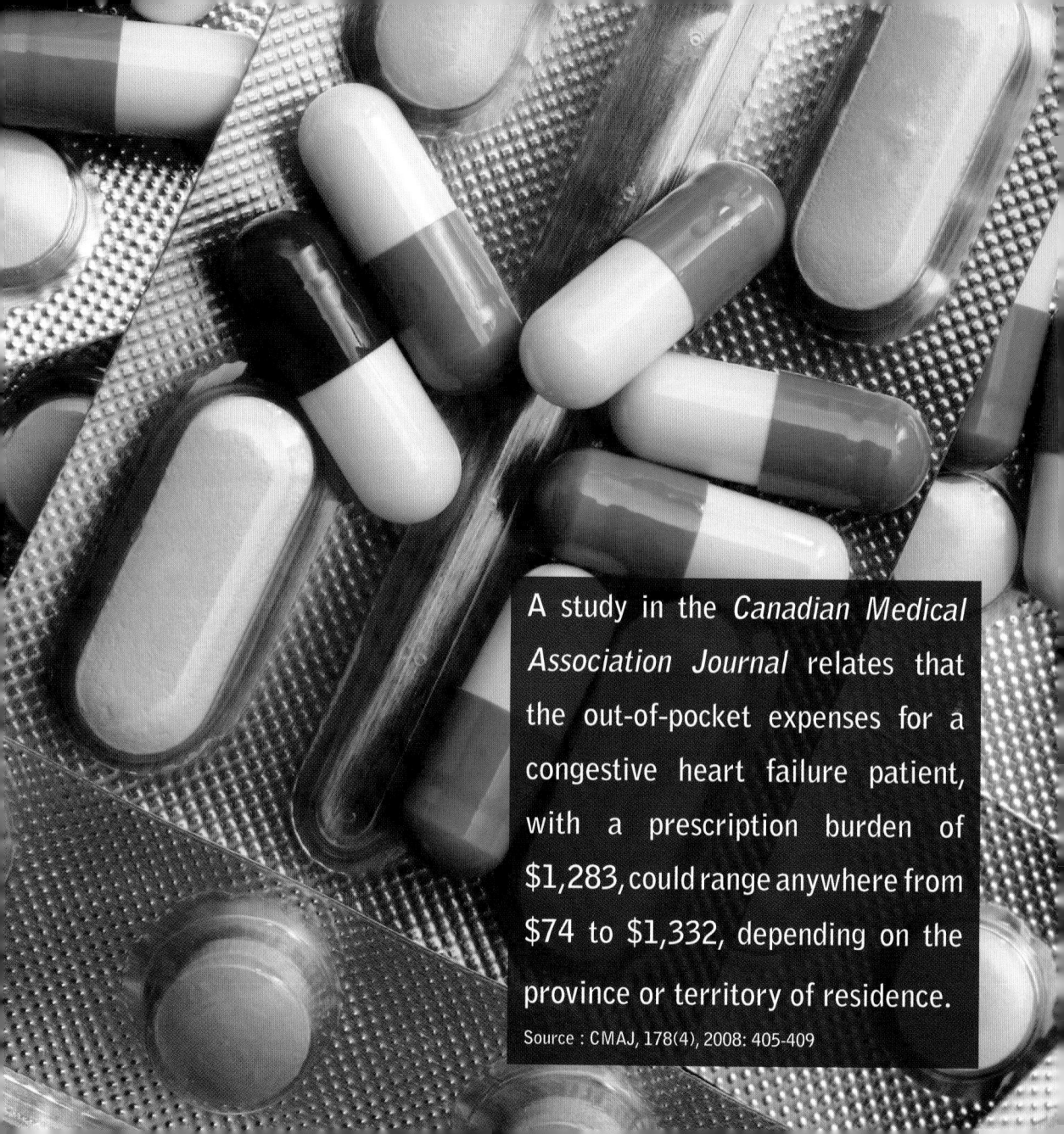

A study in the *Canadian Medical Association Journal* relates that the out-of-pocket expenses for a congestive heart failure patient, with a prescription burden of $1,283, could range anywhere from $74 to $1,332, depending on the province or territory of residence.

Source : CMAJ, 178(4), 2008: 405-409

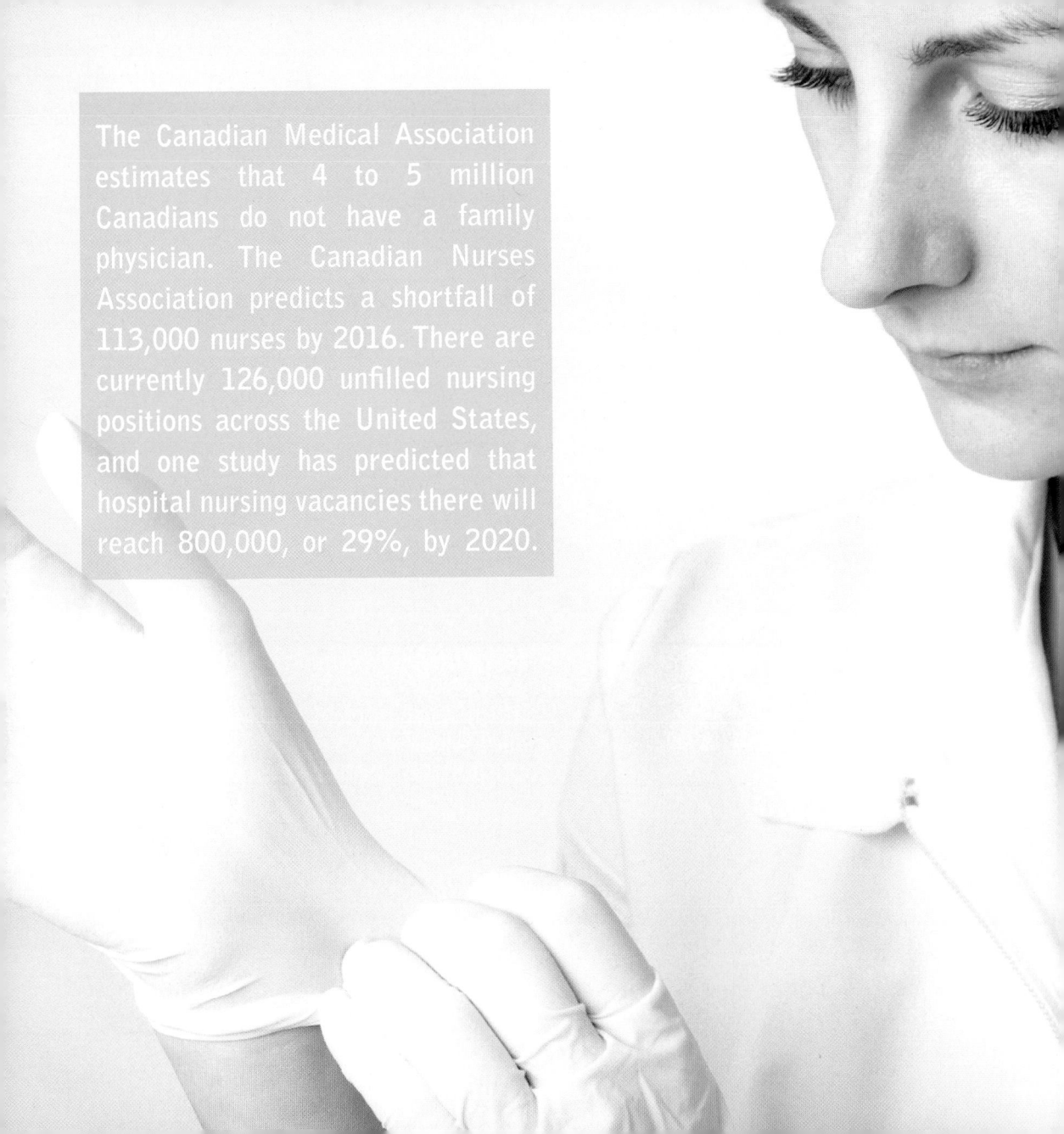

The Canadian Medical Association estimates that 4 to 5 million Canadians do not have a family physician. The Canadian Nurses Association predicts a shortfall of 113,000 nurses by 2016. There are currently 126,000 unfilled nursing positions across the United States, and one study has predicted that hospital nursing vacancies there will reach 800,000, or 29%, by 2020.

recent decades. In the 1986-2006 period, prescription drugs as a percentage of total health spending climbed from 7% to over 14%, it observes. According to the Canadian Labour Congress, since 2000, spending on prescription drugs in Canada has climbed at an 11% annual rate. One two-author team has calculated that since 1980, "the annual increase in prescription drug costs" could have financed "the services of 3,500 new physicians every year."[7] So what is it about drugs, or our established policy of providing them, that is so inflationary? In its 2006 document *More for Less, A National Pharmacare Strategy*, the Canadian Health Coalition – no friend of the CMA when it comes to prescribing cures for the system – notes, "the rapid rise in drug costs is primarily due to the ongoing substitution of newer, more expensive drugs in place of existing, less expensive products." And yet, citing 117 products introduced in Canada between 1998 and 2002 and data from the Patent Medicine Prices Review Board, the Coalition concluded that less than 13% of these new items actually offered "substantial improvements" over existing medicines.[8] In short, the process by which new generations of drugs arrive on the shelf is most often a tale of pointless price increase; drug multinationals seek to boost profits

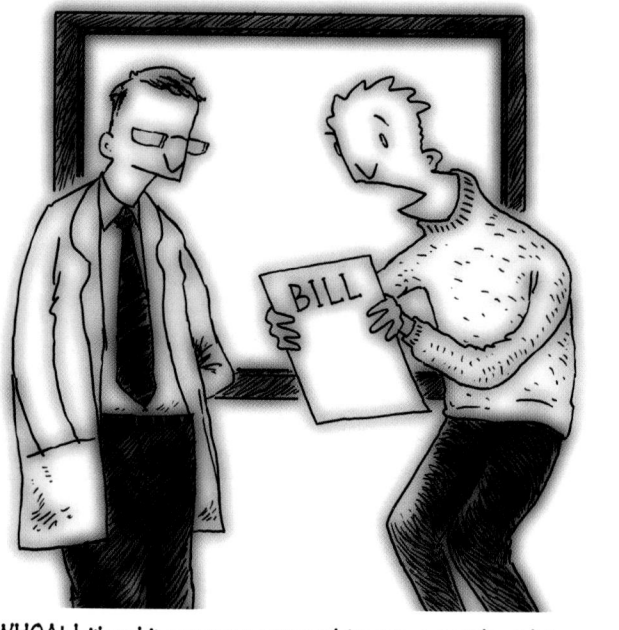

WHOA! I thought you were supposed to cure me with medicine, not market principles!

and private insurers in turn scramble to protect their bottom line. What is more, Canada's patent laws grant new drugs a full 20 years of monopoly protection, rendering obsolete the competitive pricing benefits garnered by the introduction of generic substitutes.

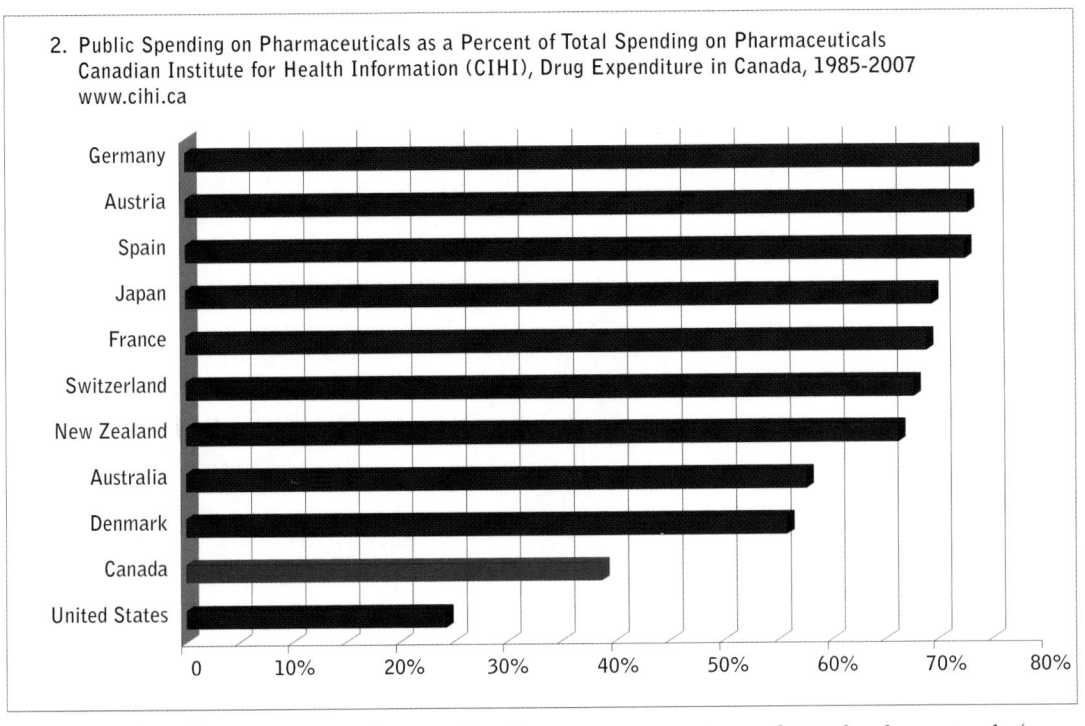

2. Public Spending on Pharmaceuticals as a Percent of Total Spending on Pharmaceuticals
Canadian Institute for Health Information (CIHI), Drug Expenditure in Canada, 1985-2007
www.cihi.ca

So while public sector expenditure on health care as a percentage of GDP has been steady (even declining in the 1990s and rising previously, as economist Raisa Deber has noted, mainly because economic growth slowed during the recession of the '80s), overall spending has been primed by spikes in insurance premiums several times greater than the rate of inflation. The CMA seems to acknowledge this reality.

Medicare Plus proceeds to note that some 3.5 million Canadians are "uninsured or underinsured for prescription drug costs." Meanwhile, not much more than one third of workplaces, according to Statistics Canada, offer benefits. In other words, one likely has to work in a large or unionized company in order to have employer-sponsored insurance or have a spouse similarly placed. Yet job growth is primarily being fuelled by smaller enterprises, even as job loss

tends to occur in manufacturing sectors where pay tends to be higher and benefits more available. Furthermore, coverage by provincial plans is highly fragmented; seniors in Ontario, for example, pay substantially less of their prescription costs than do their equivalents in New Brunswick and Newfoundland and Labrador. The scenario is not especially encouraging.

Not surprisingly, the CMA also underlines our system's current failure to provide universal access to primary care, reminding us that as many as 4.5 million Canadians are without a family physician. Many citizens are thankful they don't have to pay to visit the doctor; now, if they could only get into some MD's office! Canada has slipped dramatically in its physician-to-population ratio since the 1970s and is now below the OECD average of three doctors per thousand residents.[9]

Dr. Day, among others, has raised additional criticisms of Canadian health care that can't be

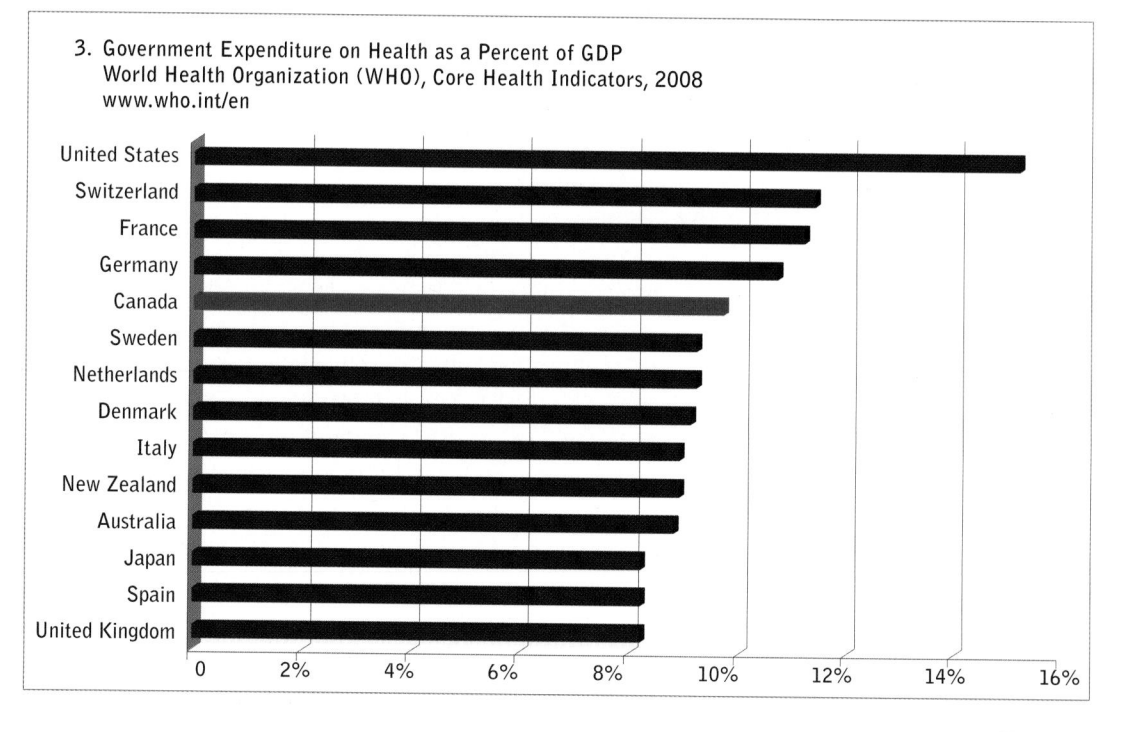

3. Government Expenditure on Health as a Percent of GDP
World Health Organization (WHO), Core Health Indicators, 2008
www.who.int/en

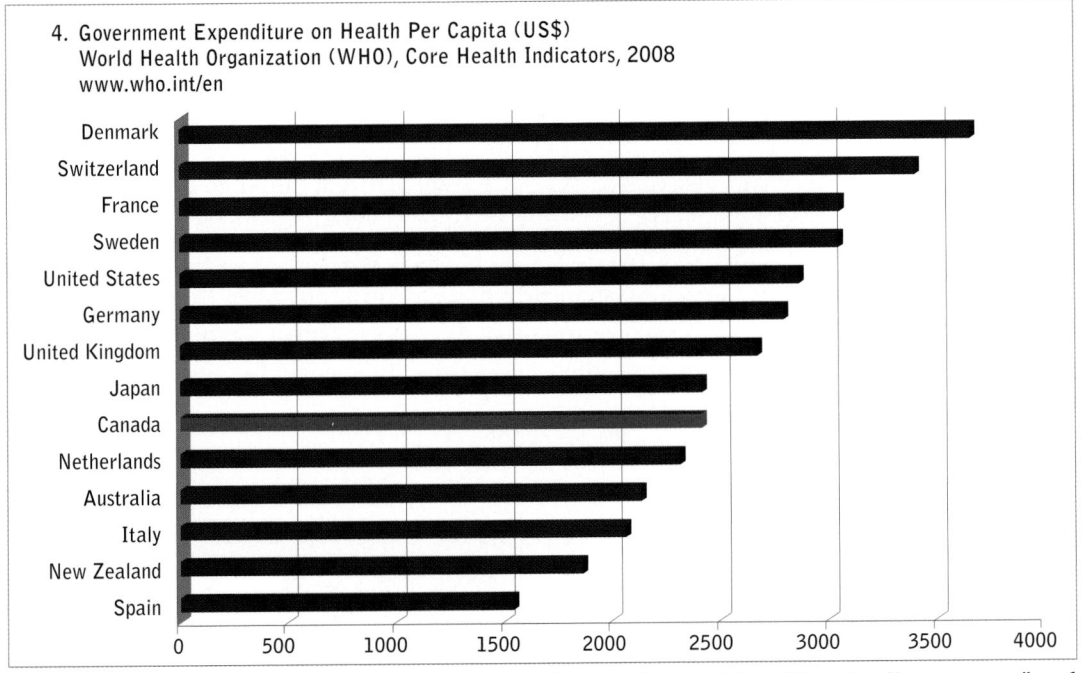

4. Government Expenditure on Health Per Capita (US$)
World Health Organization (WHO), Core Health Indicators, 2008
www.who.int/en

dismissed. How can painkillers, antibiotics, or crutches not be considered "medically necessary" and hence not guaranteed by provincial plans? Why has the term "medically necessary" not even been properly defined by policy makers? Why do patients pay for upgraded devices, like better casts, in not-for-profit hospitals? Why don't we debate private medical insurance and its role more openly? Or, to frame this last question in terms that better reflect the concerns of Medicare advocates, why do politicians from B.C. to Alberta to Québec seek to surreptitiously expand the scope for private insurers without engaging the public in an open conversation about the dangers of such a course?

These, of course, are all pointed queries, infrequently answered by politicians. What is interesting, however, is the way in which the CMA itself responds to the shortcomings in Canadian health care and policy raised by these and other questions. While not discounting the utility of increased public investment to train new physicians and other healthcare professionals, the doctors embrace measures like arrangements with private insurers to boost drug coverage for those who lack it, registered savings

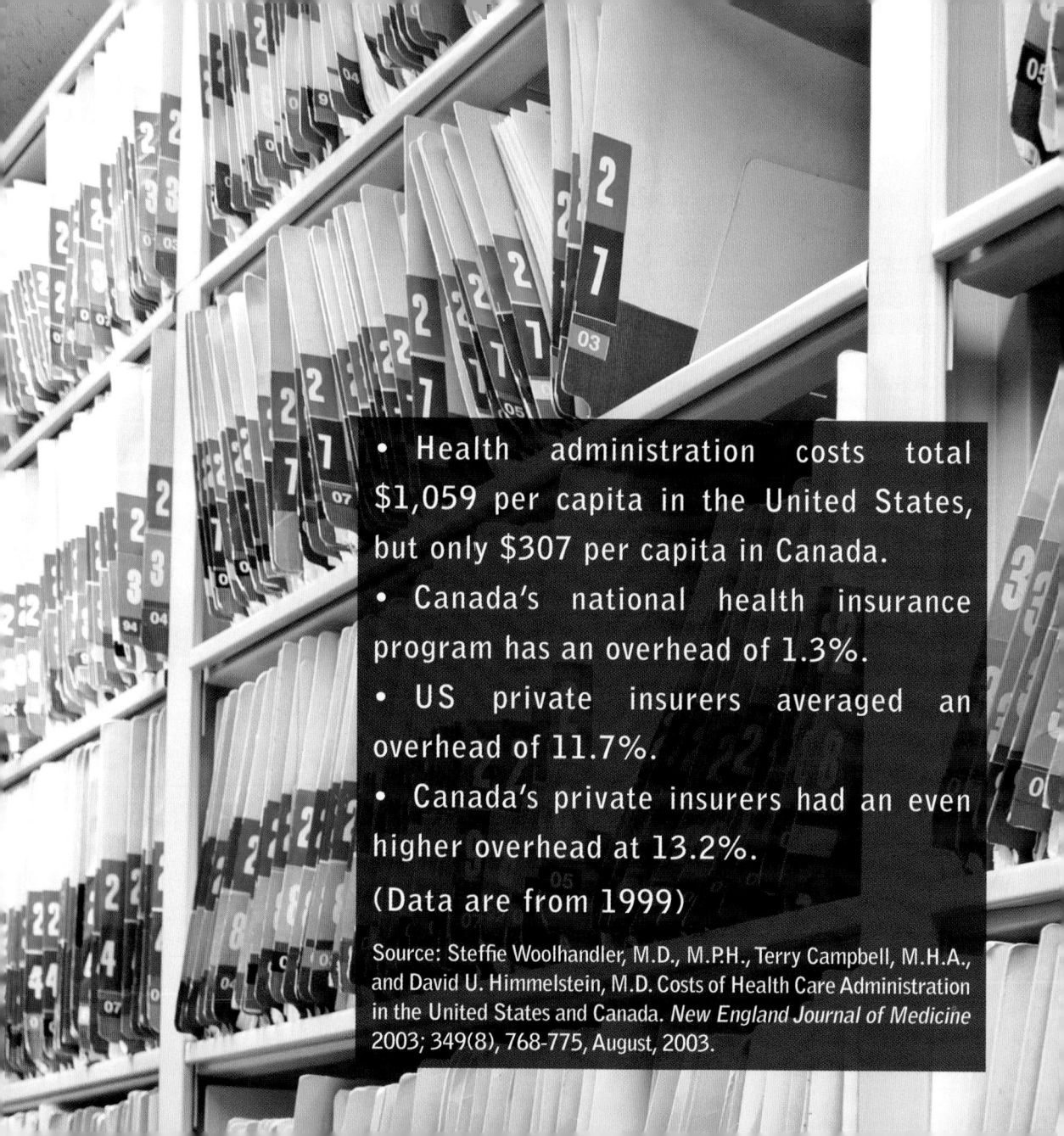

- Health administration costs total $1,059 per capita in the United States, but only $307 per capita in Canada.
- Canada's national health insurance program has an overhead of 1.3%.
- US private insurers averaged an overhead of 11.7%.
- Canada's private insurers had an even higher overhead at 13.2%.

(Data are from 1999)

Source: Steffie Woolhandler, M.D., M.P.H., Terry Campbell, M.H.A., and David U. Himmelstein, M.D. Costs of Health Care Administration in the United States and Canada. *New England Journal of Medicine* 2003; 349(8), 768-775, August, 2003.

plans to help fund long-term care, and, as noted before, an increased role for profit-making providers. They seem to have little sympathy for the Canadian Health Coalition's reasoned assertion that a national Pharmacare program would, while improving many citizens' access to drugs, also redistribute the costs of medicines more fairly by making all employers (and not just those who presently offer plans to their workers) shoulder the payment burden through across-the-board contributions. "Market principles" and shareholders deserve an expanded role within the system, Dr. Day simply affirms.

Following the public-private trend... and drawing selective conclusions

Why is this course chosen? Primarily, the CMA leadership argues, because public-private is the way of the world. Full coverage for additional health services just isn't happening. Private insurance, co-payments and out-of-pocket spending "is the experience of most European and other industrialized countries," notes *Medicare Plus*.

Which is not an outright lie. In France's complex, fairly expensive but historically effective system, charges ranging from zero to a hundred percent for different medical and paramedical services have been levied in recent decades (although citizens generally rely on "complementary social protection organizations" to get costs reimbursed, while the poorest residents are spared co-payments).[10] Yet many French citizens are increasingly unhappy with, and protesting against, a rising tide of insurer-friendly charges levied by for-profit, shareholder-owned clinics – while public hospitals, most of which are running deficits, feel the financial squeeze. Sweden too charges user fees, and has since the Social Democratic Party brought in universal care at the beginning of the 1970s. The present right-of-centre government in Stockholm is encouraging the privatization of pharmacies, hospitals, and, to some extent, primary care. Public dental care has also been significantly eroded in the Scandinavian Mecca of social democracy, and many Swedes are expressing displeasure with these measures. Britain, under the Conservatives and then New Labour, has injected "market principles" and practices into the National Health Service with a vengeance – and largely abandoned free dentistry, to the dismay of numerous working-class Britons. Spain, governed in its post-dictatorship epoch a majority of the time by the Spanish Socialist Workers Party (PSOE), has parallel health systems, public and private – and one for the military. There may not be a single

Spaniard alive who doesn't grumble over time spent in the waiting rooms of public clinics. Australia and New Zealand also have parallel systems, where private care and insurance are prominent. We'll explore the imperfections of their systems later. We all know about the United States.

In short, the CMA isn't wrong about the public-private mix in global medicine. But are they right to imply it is a positive thing? Are they unaware that citizens of other industrialized countries are increasingly restive about recent trends? The fight for profit is a globalized one, and Canada is not the only country in the thick of it.

Global discontent aside, if the ways of the industrialized world were genuinely their model for Canada, the doctors would still, in all good conscience, advocate an increased role for public care and less reliance on private insurance and family budgets to fund services! That is because Canada's roughly 70:30 split between public and private health expenditure is relatively low, at the public end. France's ratio is more like 78:22. Sweden's public proportion is about 85% and pharmaceuticals there, as in France, are heavily subsidized with a cap on patients' annual prescription drug expenses of around $300.[11] Spain, with its parallel systems, nonetheless offers significantly cheaper pharmaceuticals while providing free dental care to young children. Both Italy and Germany spend more public money per capita on their citizens' health than does Canada.

When asked in January 2008 if he didn't think Canada should be improving citizens' access to care through broader public coverage, Dr. Day offered an interesting response. He cited CMA polling data to the effect that Canadians with higher incomes are happy with the current arrangement, while poorer people (those, he said, earning less than $30,000) would prefer a 70:30 ratio across all areas of medical care. Which is to say that if this sort of system were implemented, a patient might pay 30 cents on the dollar of the cost of a visit to the doctor but also enjoy 70% coverage of all drug and dental bills. Dr. Day implied some sympathy for such a reform. He didn't mention whether those poorer citizens polled liked the idea of continuing with free hospital and physician care *as well as* improved coverage of other things, though he doubtlessly sensed what their attitude might have been. After all, is it likely that, given their druthers, people of modest means would gamble on having to be responsible for 30% of the cost of a complex procedure? No doubt, these Canadians could have imagined a set of reforms more honestly bearing the title Medicare Plus. But "governments can't cover everything," the surgeon opined.[12]

You have rights under medicare.

Defend them!

For more information concerning your medicare rights, visit:

www.yourmedicarerights.ca

III. Assessing the evidence: Is for-profit activity a help or a hindrance?

Naturally, it's not enough to argue that since 1) an increased role for profit-making health providers is a trend in the world, and 2) in the somewhat troubled Canadian system, hospital and primary sub-sectors largely exclude for-profit activities, remedies therefore reside in market principles and more business for shareholder-driven entities. One has to show that for-profit activities cut or eliminate wait times. So, now, is this the case?

The wait-time record in parallel systems: the privatizers refuted

Industrialized countries other than Canada, having experimented more extensively with private, for-profit care, offer plenty of hints about the effects more private care would have on public wait lists in our country. Public wait lists are of course the key, for it is more than plausible that parallel care shortens wait times for those able to pay. But for-profit boosters often don't make this case, at least in their public relations exercises; they suggest a dual system will help everyone by boosting competition and unclogging bottlenecks.

Back in the mid-1980s, New Zealand arrived at a situation in which private institutions accounted for

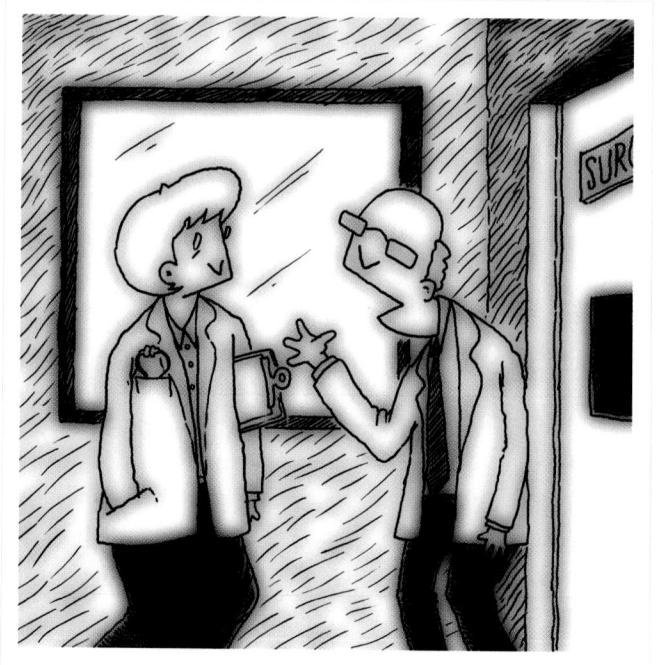

How long does the public waiting list need to be before they will come to have it done in my private clinic?

more than one quarter of its hospital beds, while a marginally larger portion of its population had some form of private insurance. Deficiencies in an under-funded public system drove patients with means into the parallel sphere. Did competition help? Data on wait times for all surgery in the public sphere are unambiguous in the 1984-86 period, though different between local health boards. The number of patients cooling their heels for more than one year climbed four percent in one regional example, 27.5% in another. Elsewhere in the country figures approached 10%. The increase in waits for orthopaedic surgery was

 ...expanding for-profit care in New Zealand drew resources, human and material, out of the public sphere. Competition meant that a healthcare pie came to be served up in more unequal slices.

most dramatic. Public wait lists were longest precisely in areas where the private sector was strongest.[13] What happened? It seems, quite simply, that expanding for-profit care in New Zealand drew resources, human and material, out of the public sphere. Competition meant that a healthcare pie came to be served up in more unequal slices. Those with money to spend benefited, others suffered.

Sticking with examples from Oceania, but turning to more recent evidence, let's consider the wait-time tale from Australia where a system of parallel care is well-developed. According to Australian professor of health policy Stephen Duckett, by 2004 fully 40% of hospital admissions in his country were occurring in private institutions. (Between the early 1980s and late 1990s, by way of contrast, the public system had taken over much of the ground previously occupied by private care. The opening years of our millennium then saw a state-backed revival of corporate-driven insurance and care.) Duckett pointed out that "in any specialty, the greater the proportion of surgeries performed in the private sector, the longer the public sector waiting times and the shorter the waiting times for procedures in private hospitals."[14]

According to figures gathered in 2007 by the Australian Labour Party, just prior to its successful bid to take back political power from the long-governing centre-right, the percentage of elective surgery patients in the public sector not seen within recommended wait times climbed from 10% to 19% between 1998 and 2006. The first half decade of the new millennium also saw the share of federal funding of public hospitals in Australia tumble from 47% to 41%.[15] A private system was being

encouraged, apparently at the expense of the public, but people were told heightened competition between the two would bear good fruit for all. Evaluated with an eye on surgical wait times alone, the results were arguably good for those with private insurance, but indisputably bad for those opting to stick with the public sphere.

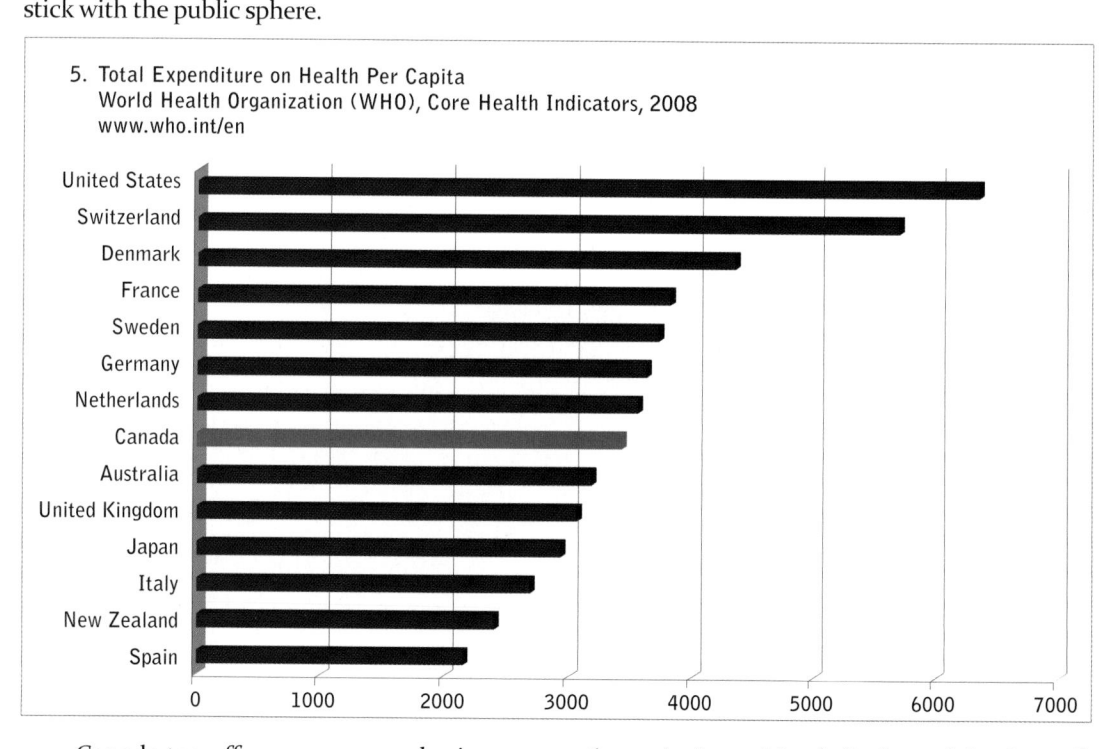

5. Total Expenditure on Health Per Capita
World Health Organization (WHO), Core Health Indicators, 2008
www.who.int/en

Canada too offers some examples in comparative wait times. Maude Barlow of the Council of Canadians, in reference to trends in cataract surgery in Alberta and citing that province's Consumers' Association, writes that wait times in Calgary, where clinics were for a time all private entities, were typically more than double those in Edmonton and Lethbridge – cities where the great majority of procedures were carried out in public facilities.[16] Such data potentially point to useful lessons for those involved in the public-private debate.

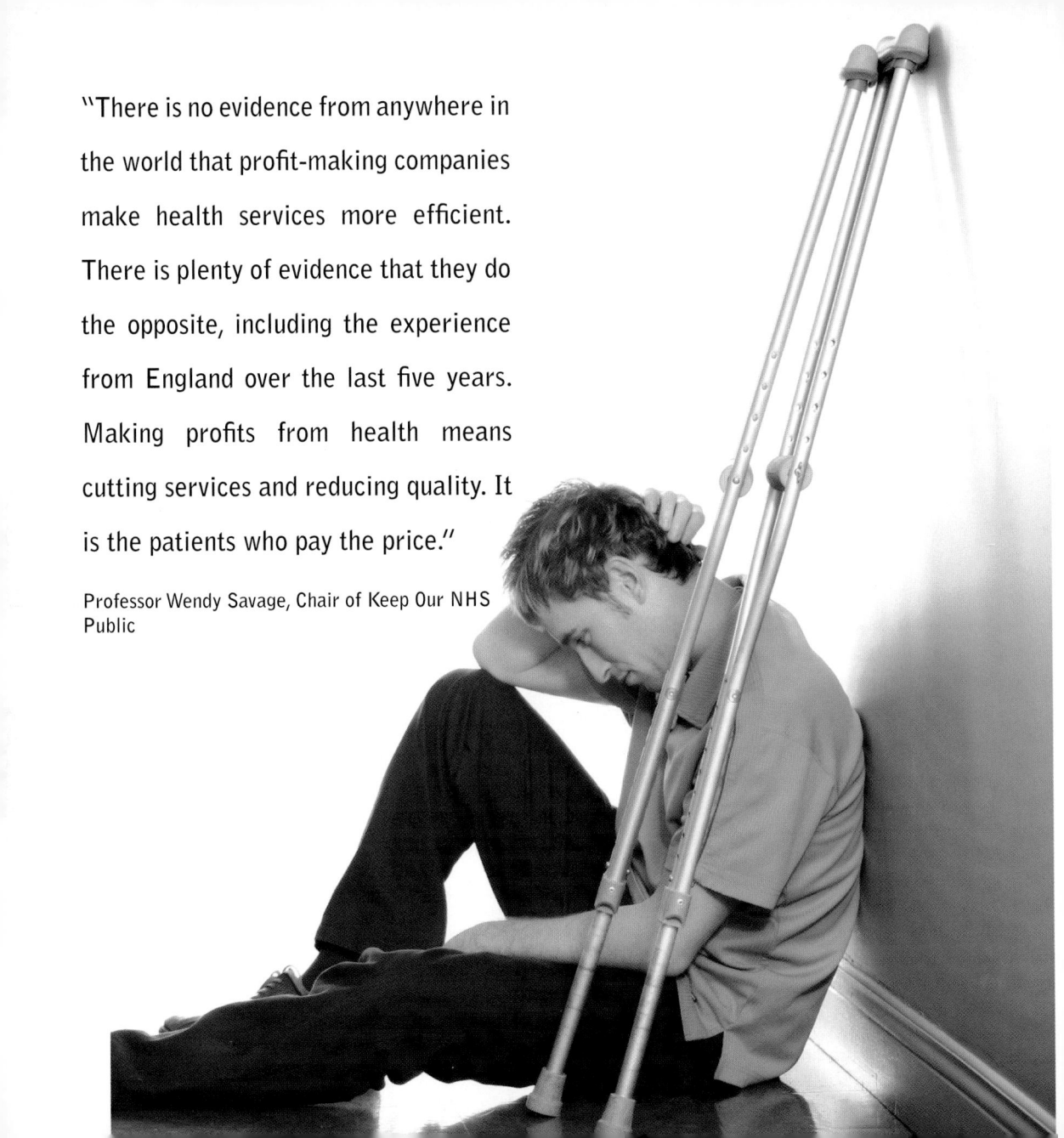

"There is no evidence from anywhere in the world that profit-making companies make health services more efficient. There is plenty of evidence that they do the opposite, including the experience from England over the last five years. Making profits from health means cutting services and reducing quality. It is the patients who pay the price."

Professor Wendy Savage, Chair of Keep Our NHS Public

Meanwhile, when it comes to hip and knee replacements in this country, health policy analyst Professor Colleen Flood has estimated that if 10% of specialist capacity in the public sector were diverted to the private sphere, average wait times for both procedures would increase by at least 20 days.

Improving wait times… publicly

Rather than providing much in the way of private-public contrast, Canada is generally more useful, however, as a source of examples showing how wait times for elective surgery can be reduced by public improvements.

In this vein, let's stick with Alberta for now, where the 2001 report of the Premier's Advisory Council on Health Care called for a greater role for private insurers. There it was thought fine,

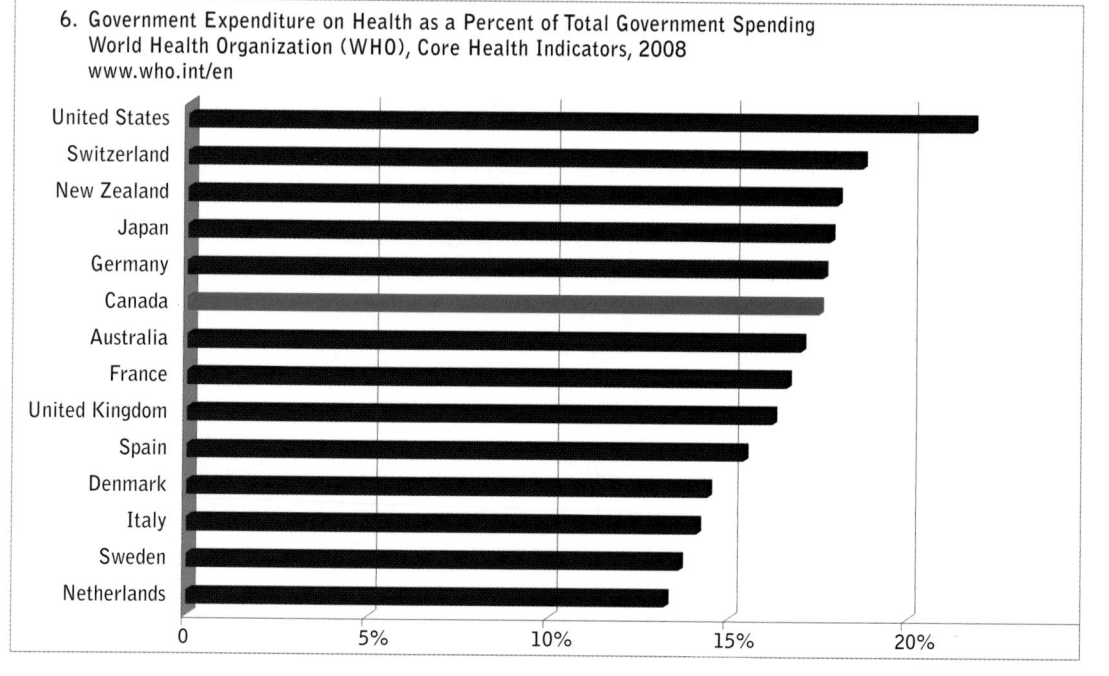

6. Government Expenditure on Health as a Percent of Total Government Spending
World Health Organization (WHO), Core Health Indicators, 2008
www.who.int/en

at least by some, to have Don Mazankowski chair such a council even as he sat on the boards of several insurance firms. In that province a piece of legislation called Bill 11 (the *Health Care Protection Act*) similarly affirmed the need for more for-profit medical services. But, it turns out, notable work to make Medicare better is also taking place in Alberta.

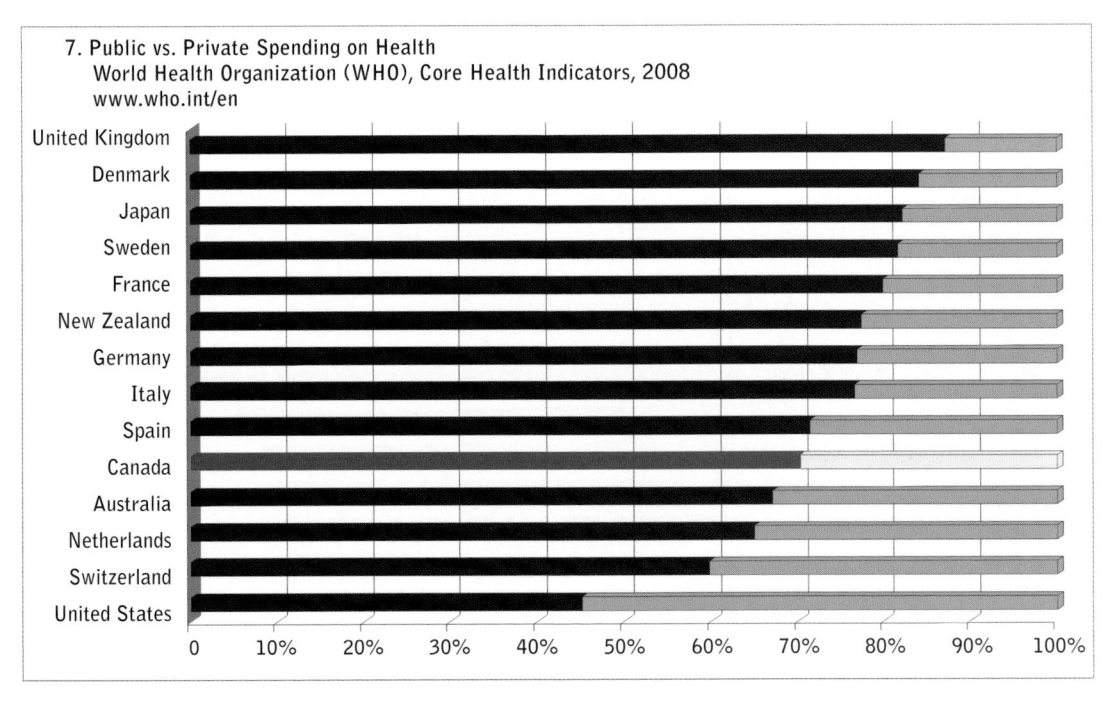

7. Public vs. Private Spending on Health
World Health Organization (WHO), Core Health Indicators, 2008
www.who.int/en

At a Western Canada health policy summit held in December 2007 in Calgary, Dr. Cy Frank, executive director of the Alberta Bone and Joint Health Institute, offered a presentation about a pilot project aimed at cutting wait times and improving outcomes for residents needing (or not needing, as the case might be) hip and knee replacements.[17] Dr. Frank touched on the growing importance of these treatments. He noted, for example, that in a single year one out of every four Albertans sees a healthcare professional due to some joint or bone issue, dwarfing, by comparison,

the number of those who seek help for cardiovascular or cancer-related problems. As readers are aware, demand for joint replacement is today sustained by technological advances that render that old option, years in a wheelchair or hobbled by pain, obsolete; meanwhile, an ageing population drives that demand and promises more of the same.

Dr. Frank discussed an initiative that includes central intake for patients, eliminating the inefficiencies inherent in a system of multiple wait lists. Patient assessment in a one-stop clinic by a multidisciplinary team was emphasized as ideal by the executive director, as was a process that lets patients know quickly if they are candidates for surgery and, if they are not, quickly funnels them into alternative treatments and therapy. He highlighted the importance of coordinated information systems to record progress and share feedback so as to speed systemic improvements. Patient accountability was stressed on the theory that men and women, who sign agreements to take measures necessary to maximize their own fitness for surgery and safe, speedy recovery, are key to an improved system.

Before touching on the wait-time results reported by Dr. Frank, however, let us mention certain tidbits of information he offered that possibly serve to temper concerns in this area – at least when it comes to knee and hip procedures in Alberta.

Referring to official queues in the province from the 2005-2006

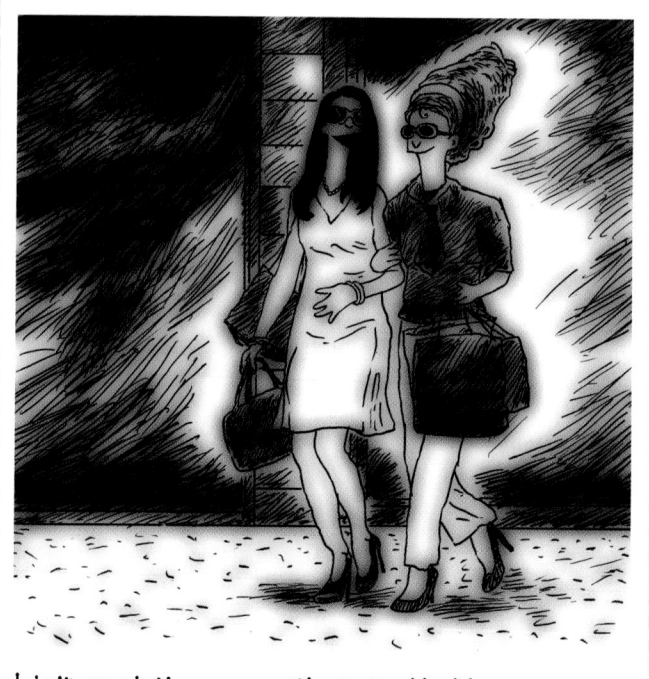

I don't see what's so wrong with privatized health care – wouldn't you just LOVE to buy a pair of designer kidneys?

"The federal Department of Finance estimates foregone revenues at the provincial level, compared to 1996 personal and corporate income tax rates, totaled almost $119 billion between 1997-1998 and 2004-2005. The federal Budget Plan 2003 shows that, over the same period, the federal government gave up $130 billion in tax revenues. That means tax cuts cost public coffers a cumulated total of almost $250 billion in foregone revenues since the late 1990s. At the same time, cumulative increases in public spending on health care, about $108 billion, have been increasingly portrayed as a fiscal threat. Yet tax cuts are, by far, the most costly single initiative undertaken by provincial and federal governments in recent years."

Can we afford to sustain Medicare? A Strong Role for Federal Government
Armine Yalnizyan

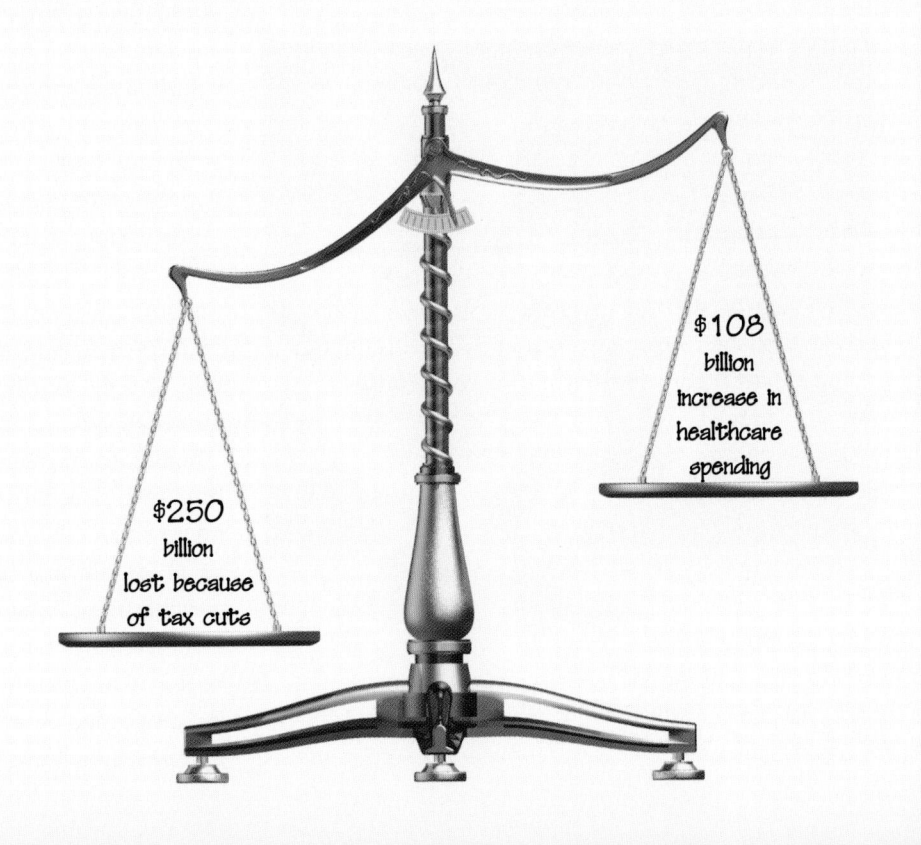

period, Dr. Frank implied that, while all was not splendid, the speed with which the sky was falling had been overemphasized. Lists of patients apparently waiting for joint surgery, with signed consent forms, "were not accurate for the highest volume surgeons." Specifically, the executive director reported, 11% of these patients could not be contacted while another 14% weren't really waiting to be operated on (with 9% already having had surgical intervention). That is to say, about one quarter of the cases weren't waits after all. He argued that "wait lists of patients referred but not yet seen [by a specialist] were even less accurate." Indeed, it turned out that 11% of the individuals on

Defenders of public care in Alberta remain determined to keep the government in check, if and when it again lurches in a privatization direction. And they are now armed with additional home-grown data to back up their preference.

these lists had in fact already been under the knife! In the case of this second list, said the doctor, it had been determined that almost 40% of the "patients" were padding inaccurate statistics. Wait lists weren't as bad as they had been described.

He then proceeded to describe a "new way" that was cutting the average delay between referral and the first specialist consultation by 21 working days. Wait time was "down 87%" between the first orthopaedic consultation and surgery. These improvements together contributed to a 23-week total wait, much reduced from the "old way's" 87 weeks. And in a snapshot of the province overall (including communities still subject to the "old way"), Frank affirmed that between October 2006 and the same month of the following year, the number of people waiting for hip replacements fell by almost 30%. A similar figure was offered with regard to knee procedures.

Prior to passing from this Albertan success story to examples of wait-time progress elsewhere, we should include a word about that province's aforementioned private-care initiative. Years before the Bone and Joint Health Institute showed how public care could be better, Albertans had been disturbed by legislation proposed, amended and passed to facilitate an increased role for for-profit providers – ostensibly in order to address public wait lists. The *Health Care Protection Act* of 2000 had also expanded the space for private insurance. At that point, more than two thirds of the

province's population declared health care to be their top priority. Town Hall meetings erupted. Seniors, faith groups and healthcare workers active in the community-based coalition Friends of Medicare managed to slow the government's plans.

The governing team in Edmonton has since been fairly quiet about for-profit care, although the matter is far from decided. In the spring of 2005, it sponsored a conference on the future of Alberta's system. Friends of Medicare, along with several other organizations, responded with their own entitled *Weighing the Evidence* where the supposed benefits of for-profit participation in healthcare were contested by numerous experts, international and Canadian, several of whom are cited in this paper. As late as fall 2005, Health Minister Iris Evans suggested that the province favoured a fully developed private insurance system to eventually compete with the public plan,[18] but then-Premier Ralph Klein subsequently denied that this was the case. Defenders of public care in Alberta remain determined to keep the government in check, if and when it again lurches in a privatization direction. And they are now armed with additional home-grown data to back up their preference.

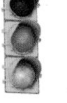

The evidence appears to affirm that better planning in the public sector can cut wait times for all.

In B.C., the Richmond Hip & Knee Reconstruction Project has reportedly shrunk average delays by 75%, while slashing the numbers in line by over one quarter. In North Vancouver, a single "gate" into joint replacement procedures has reduced the wait for an initial surgical consultation, says the Canadian Centre for Policy Alternatives, from a worrisome 11 months to less than one. The same source highlights a Sault Ste. Marie, Ontario, breast clinic centre where patients saw the wait time from mammogram to breast cancer diagnosis shrink by 75% in 2005-2006.[19] The consolidation of assorted investigations under one roof has reportedly been the key to this improvement. At the Rexdale Community Health Centre (west Toronto), an enhanced role for two registered nurses in 2003 helped clear the queue of people waiting to see a health professional, Dr. Michael Rachlis has reported.[20] In Newfoundland and Labrador, the use of video conferencing has facilitated specialist access for people residing in outlying communities.

The evidence appears to affirm that better planning in the public sector can cut wait times for all. Private investment, of the sort that has generated a proliferation of MRI clinics in Montreal, can also

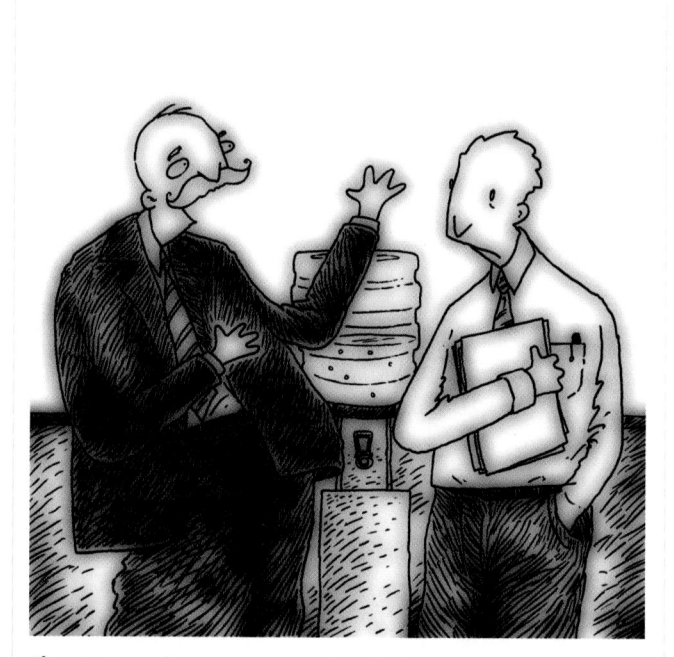

There's tons of money to be made in health care, you just have to know how to talk fast and make them think they have no choice.

reduce waits – for those able and willing to write a cheque. But then it seems to cause problems for others, as it did some years ago in Winnipeg when the Maples Surgical Clinic bought an MRI and lured two technicians away from the public sector, leading to a 20-hour per week reduction in services at the Health Sciences Centre, as Rachlis also reported.[21]

To be sure, wait times remain problematic. They are experienced by plenty of countries (Spain, Australia, Britain, Italy, Sweden, the list goes on) with a public-private mix. What is also certain is that wait times can be combated by simply excluding large portions of the population from care, as in the United States, where market forces dissipate line-ups with a wave of the invisible hand, encouraging the uninsured sick to stay home. But that, as far as we are concerned, is no ethical option.

Costs: the economics of public versus private

Central to the public-private debate is the matter of whether increased for-profit operations can lead to the more efficient allocation of resources. How could this question not occur to policy makers convinced that government deficits are dragons to be slain (or not allowed to hatch) and aware that health expenditure, as in more than one province's case, exceeds 40% of the budget?

It is probably best to first reassure those who fear that Canadian health spending is out of control. There are several points to make in this regard. To begin with, the notion that health spending is eating up almost half a provincial budget may be scary, but perhaps not in the way a person initially thinks. Such figures could reflect the fact

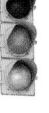

There is no public spending crisis. that Canadian governments seriously under-fund other social services – indeed, that they have cut allocations seriously in these areas over the years while only modestly hiking health investment. After all, in

France, healthcare takes up less of the overall state budget, but more health money is spent there per capita, than here. And a greater proportion of overall health expenditure is public. Meaning? The collective part of the spending pie is bigger. More services are free or subsidized. Now, few assert that enhanced social spending is an outright impossibility in Canada, but they do emphasize the trade-offs involved. Former Ontario Premier Bob Rae, for instance, a man who likes to be associated with a decent social safety net, has casually written that Canadians seem to want European-style social services with U.S. taxation levels.[22] Perhaps we want to have our cake and eat it too. But is this really so? A 2005 survey by the Canada West Foundation concluded that tax

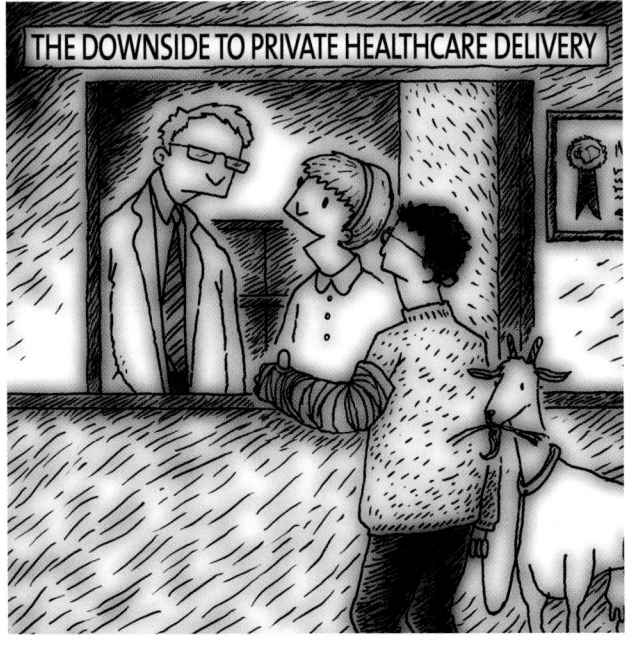

He wants to know if he can pay for treatment with his goat. He says she's a really good milker.

cuts came in a stunning 11th in a list of respondents' priorities. In Ontario, a political party that gave tax cuts and slashed services in the 1990s has been banished to the political wilderness in this decade. Canada's largest city declines to elect MPs or MPPs, vote after vote, from that major political party most associated with less taxes and more "self-reliance." Can we assert that Canadians are unwilling to contribute more to the public purse once they are assured tax policies are equitable?

As noted earlier in this paper, inflationary pressures have largely been at work in those spheres of Canadian care, like pharmaceuticals, with a great deal of private expenditure. A telling set of numbers for those worried about government accounts are thus those that talk about our public expenditure as a percentage of total health spending; these figures, to elaborate on a point already made in our discussion, show Canada well back of such countries as Sweden, Norway, Germany, Finland, Great Britain and Italy, as well as France, and often by a very significant margin.[23] Per capita government expenditure on health care in our country is, meanwhile, neither low nor especially high compared

> *Medicare costs climbed more sharply – and notably so – in American communities with for-profit hospitals than in those with non-profit facilities.*

to numerous other advanced industrialized jurisdictions. There is no *public* spending crisis. Governments who say otherwise are not telling the truth.

Let's return to Australia for a look at how a sharply expanded role for profit-makers can re-sketch a macroeconomic picture. We have already seen some of the evidence on wait times furnished from "Down Under." But perhaps parallel health systems are good for public accounts?

As we read before, the 1990s and first decade of the new millennium saw limited federal funding for the Australian public system. But that is not to say that the John Howard-led government was unwilling to dispense cash. Even as public care was eroded, tax dollars were thrown at citizens to further encourage them to go private. This, according to Stephen Duckett, spurred some 180,000 patients to shift systems on an annual basis. The government recognized that without fiscal incentives, a viable private system was unlikely to flourish. A market had to be cultivated and nourished. So private packages were backed by the public purse to the tune of 30%. Billions of Australian dollars

were annually injected to support the system. The Lifetime Health Cover Policy (1999) came in to reward people who opt for private care while still young; "penalties" were applied to those who delay taking this route and opt for private coverage later in life. The impact? Professor Duckett reports that before the rebate scheme came into play, the health share of Australia's GDP was 8.5%. Heightened competition and more private care coincided with a rise to 9.5% – not a terrifying percentage, by any means (a bit less than Canada's), but a notable increment nonetheless. According to Duckett's calculation, support to private health insurance became "greater than subsidies to agriculture, manufacturing and mining combined." The economic fruit of the exercise was inefficiency, with

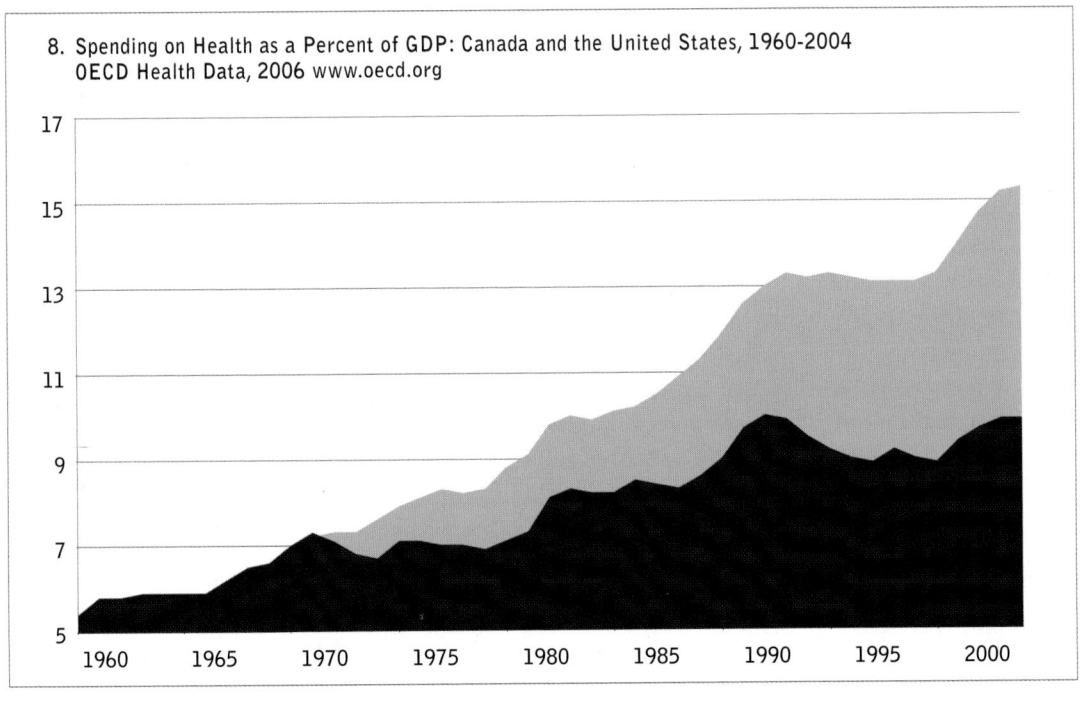

8. Spending on Health as a Percent of GDP: Canada and the United States, 1960-2004
OECD Health Data, 2006 www.oecd.org

the costs for each additional patient treated privately "well over the contemporary price paid for treating additional patients in the public sector."[24] Unless economists and politicians think that

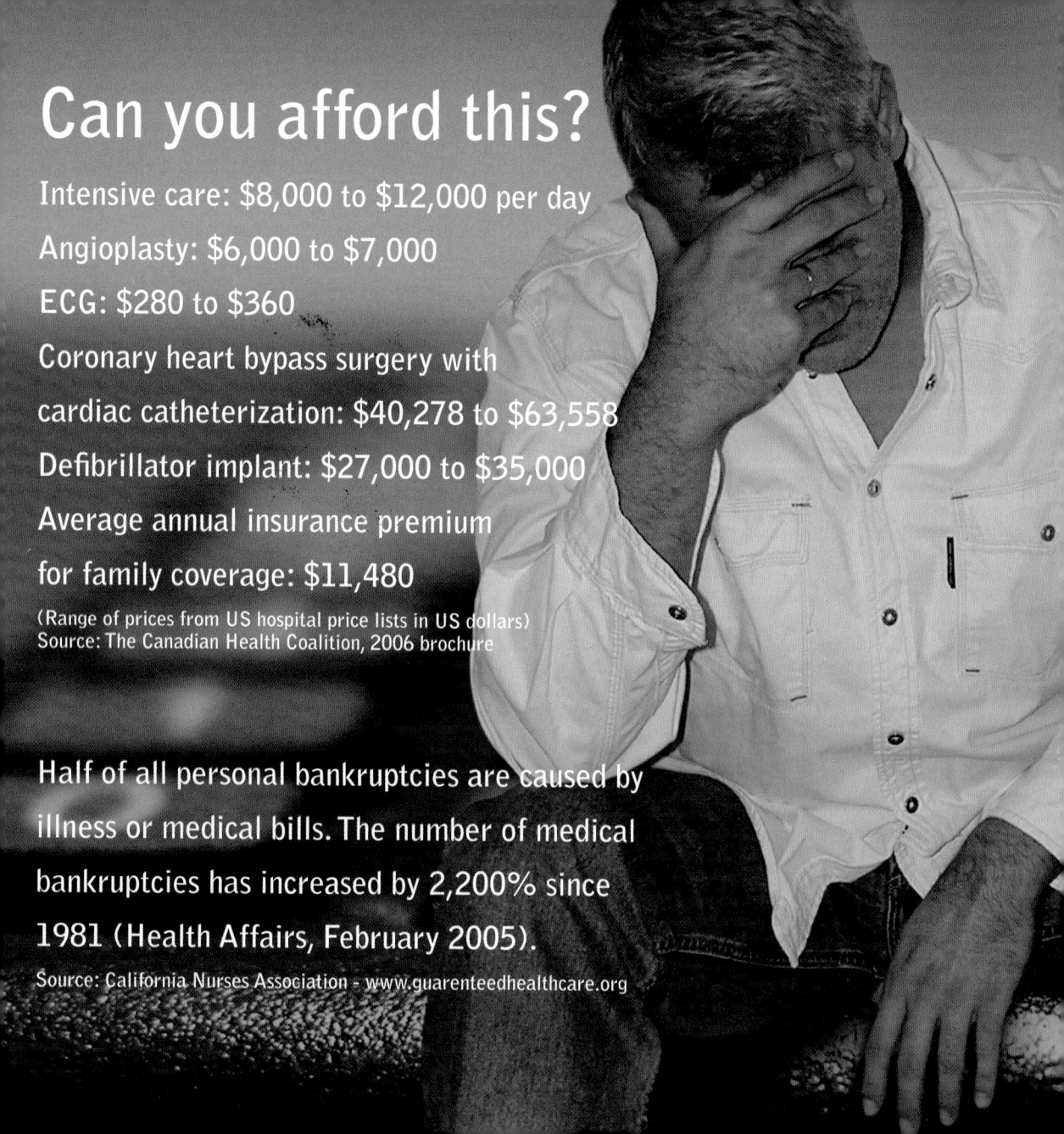

Can you afford this?

Intensive care: $8,000 to $12,000 per day

Angioplasty: $6,000 to $7,000

ECG: $280 to $360

Coronary heart bypass surgery with

cardiac catheterization: $40,278 to $63,558

Defibrillator implant: $27,000 to $35,000

Average annual insurance premium

for family coverage: $11,480

(Range of prices from US hospital price lists in US dollars)
Source: The Canadian Health Coalition, 2006 brochure

Half of all personal bankruptcies are caused by

illness or medical bills. The number of medical

bankruptcies has increased by 2,200% since

1981 (Health Affairs, February 2005).

Source: California Nurses Association - www.guarenteedhealthcare.org

generating a lively business for insurers is in and of itself a worthy goal, they ought to take a dim view of the overall economic impact of Australia's adventure in parallel care.

Apart from profits, many critics of the U.S. system see extensive costs arising from the massive duplication of effort engendered by the parallel private and public bureaucracies that run the system.

Chaoulli decision effectively invites public money to back private care

When it comes to private insurance to cover physician and hospital services, Canada is of course in a different situation. Yet the

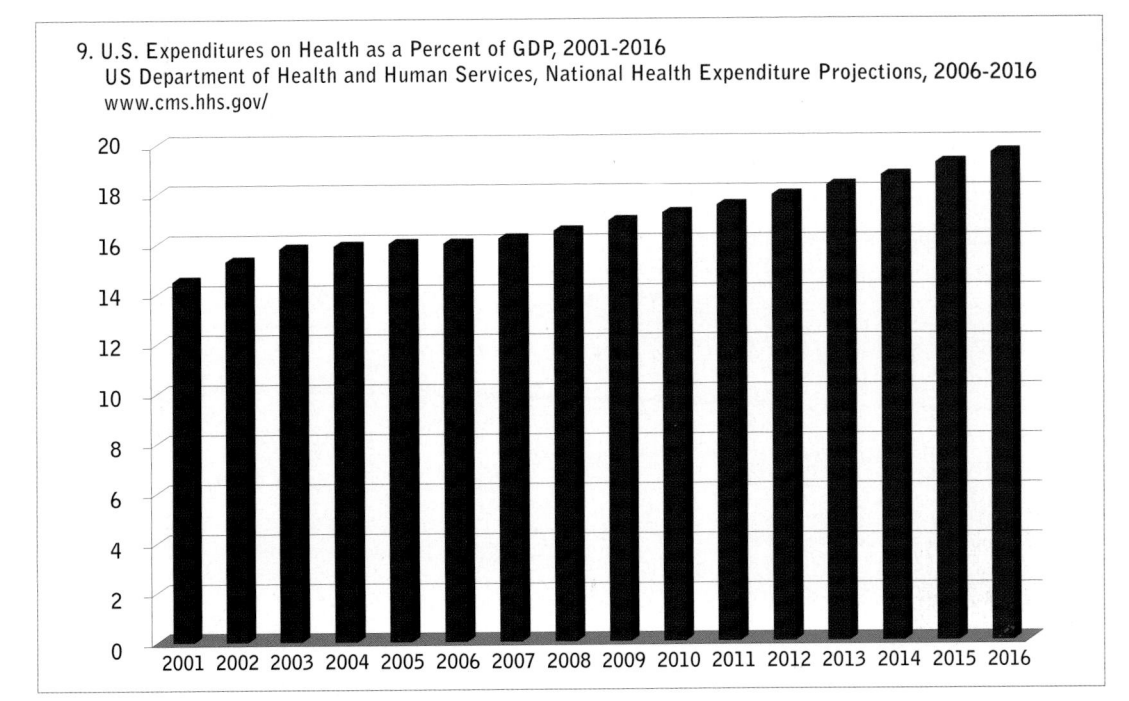

9. U.S. Expenditures on Health as a Percent of GDP, 2001-2016
   US Department of Health and Human Services, National Health Expenditure Projections, 2006-2016
   www.cms.hhs.gov/

much-discussed Chaoulli decision by the Supreme Court in June 2005 did reveal a path similar to the one tread by Australians. This verdict struck down Quebec's ban on private insurance for necessary medical services as a violation of citizens' rights to security of the person, in instances when publicly funded care isn't provided in a timely manner. The provincial Liberal government responded with legislation creating, on the one hand, specialized private medical clinics (essentially private hospitals) able to seek financial backing on the stock exchange. Thus the Liberal government opened the door to multinational healthcare providers. On the other hand, the government authorized private insurance for hip and knee replacement, cataract removal, intra-ocular lens implantation, plus any other specialized procedure that it might in future authorize. The condition imposed on such plans was that procedures be performed by doctors opted out of the provincial plan, and in non-public facilities, a provision that would hardly help to ease Quebec's physician shortage.[25] The door to care *à l'australien* was thrust ajar by this verdict and then given a shove by the Claude Castonguay-led working group in February 2008.

That body's report called for, amongst other measures, an enlargement of the category of surgeries to be funded by private insurance in Quebec. More private enterprises in the management of hospitals was recommended as well, as were legal reforms to permit physicians to

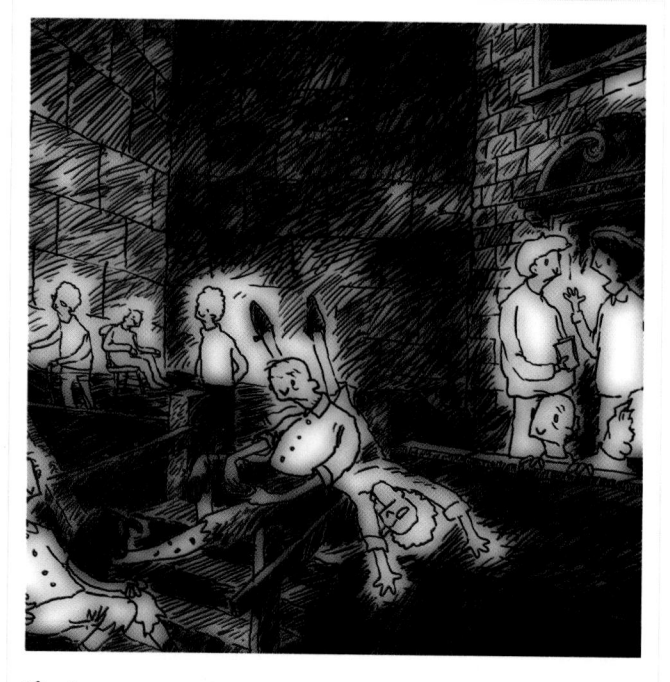

This long-term care facility meets all government standards and makes a profit too!

practice both inside and outside the public sphere. Castonguay, a man with a background in insurance, also put his signature over a proposal to garner tax revenue for health care through a levy that reflects citizens' use of the system. In other words, the ill should pay more. Backers of public care, such as a union coalition representing public service workers in the province, took the commission strongly to task, noting that it would be "illusory" to sell the population the idea that ordinary Quebeckers would enjoy easy access to parallel insurance. In this regard, the labour leaders were echoing Professor Flood who, in another context, once reminded a gathering of federal MPs that in Germany's mixed system only 9% of the population purchases private insurance, while in Britain, where an under-funded and rundown public system provided a certain incentive to private care, just a single-digit minority of Britons from the poorest 40 per cent of the population held private insurance at the beginning of this decade.[26]

"The well-to-do will have access," continued Quebec's Secrétariat intersyndical des services publics (SISP) in its criticism of the Castonguay initiative[27] – except perhaps for those relatively prosperous citizens able to afford premiums but cursed with a condition liable to alarm insurers. As a matter of fact, a parallel system in Quebec could boom – and draw the interest of at least a sizeable minority of the province's residents – provided that Premier Jean Charest learns from the Australian case and throw enormous

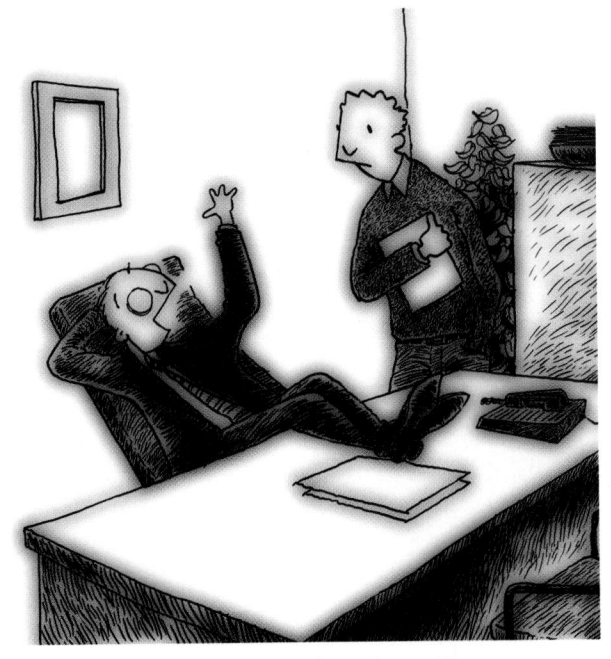

Most people think P3 stands for 'Public Private Partnership,' but WE know it really stands for 'Pilfering the Public Purse.'

Former British Health Minister, Frank Dobson, comments on the British experience with privatization including P3s.

The switch from global hospital budgets to a price-based, fee-for-service system for each procedure has been a costly mess, says Dobson. In the last few years, administrative costs in the NHS have ballooned from four per cent to 15%. The bureaucracy of tracking funding that follows the patient is adding more than $30 billion Canadian to health care costs in Britain.

The lesson here, says Dobson, is that Canada's single-tier, single-payer system is cheaper to administer and fairer for everyone.

"The public system doesn't 'cherry-pick' healthier patients to provide services to. It provides all with healthcare services, regardless of how sick you are, or your ability to pay. Not only does public health care bind your wounds, I would argue, it also binds you as a country."

public subsidies at the private sector. More sensibly, the unions called on the government to find additional corporate tax revenue to support public health care in Quebec, noting that reduced fiscal pressure on large enterprises in recent years should make such a move relatively painless.

U.S. costs driven sky-high

Let's next proceed to some of the economic evidence emanating from our southern neighbour. Backers of more market in Canadian health care may assert that they don't want to copy the U.S. model. Yet critics have a responsibility to look at the United States for examples and lessons. After all, American health care is not really private care, but a generous mix of private, for-profit and public – not wholly unlike, in its general outline, what groups like the CMA endorse. For anyone who doubts the very sizeable presence of the state sector in the U.S. system, it is only necessary to consider OECD figures from earlier in the decade that show American public health expenditure per capita outstripping (or approximating, under a more conservative interpretation of the data) the total per capita health spending of other countries![28] Public plans cover the very poor (Medicaid) and the old (Medicare). Members of the armed forces get socialized medicine as well.

Politicians... have been convinced by an ideological but factually bereft case: privately managed facilities will be more efficiently run; hospital waste will be squeezed out by managers keen to identify surpluses.

Presently, as the WHO reports, U.S healthcare expenditures exceed 15% of its GDP. As in Canada, pharmaceutical costs are driving overall hikes in spending. The effects are considerable. One sees, for example, a clear trend in employer-offered benefit schemes: between 1960 and 2001, the health component of overall packages climbed from just over 14% to more than 43%.[29] In other words, health contributions are elbowing other non-cash remuneration for American workers out of the way. Meanwhile, health expenses are listed as a contributing factor in almost half of the bankruptcies in the United States.

Some more snapshots, courtesy of the U.S. organization Physicians for a National Health Program, serve to identify where additional culpability for this expense lies. When it comes to managed mental health schemes in the 1990s, overhead costs and profits always consumed at least 45% of premiums paid. In the three decades beginning in 1970, total growth in spending per enrollee in Medicare climbed by 1,614%. That sounds like a lot. But for those covered by private insurance it went up 2,498%! Health Maintenance Organization executives earn millions of dollars in salaries and often tens of millions in stock options. (Canadians may grumble about the six-figure pay slip of a senior health ministry bureaucrat, but this man or woman is hardly in the same league as William McGuire, who a few years ago garnered a $7.2 million salary working for United Healthcare, plus the same figure in stock options – with the decimal moved once to the right.) Settlements, criminal and civil fines for fraud, in the hundreds of millions of dollars, faithfully follow for-profit enterprises like Columbia/ HCA (now called HCA Healthcare), Tenet, Fresenius/NMC (dialysis fraud) and Beverly (nursing home fraud). In the 1990s, Medicare costs climbed more sharply – and notably so – in American communities with for-profit hospitals than in those with non-profit facilities.

In 2004, glancing over the border from the vantage point of Hamilton, Ontario, a team led by Dr.

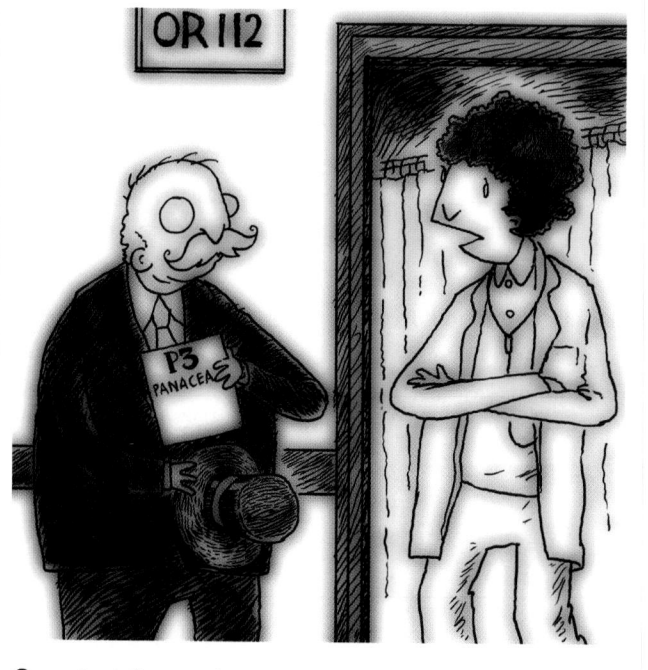

So you're telling me that we get to pay you to build it and then pay you to use it?

P.J. Devereaux published a meta-study synthesizing the results of eight previous cost comparisons of for-profit and not-for-profit hospitals in the U.S. Some 350,000 patients altogether were involved in the eight surveys. Six showed higher payments for care at for-profit institutions, with five of these demonstrating differences that were statistically significant. "The lone study... that showed statistically significant higher payments for care at private, not-for-profit hospitals," wrote Devereaux et al in the *Canadian Medical Association Journal* (CMAJ), "compared hospitals owned by not-for-profit organizations but run by a for-profit firm with hospitals owned and operated by private for-profit organizations."[30]

Apart from profits, many critics of the U.S. system see extensive costs arising from the massive duplication of effort engendered by the parallel private and public bureaucracies that run the system. Hospital staff across the country are dedicated solely to chasing down patient payment from, potentially, an array of different funders. Scores of HMOs maintain complex care and accounting networks. Paradoxically, efforts by autonomous entities like insurers to cut costs sometimes simply pass expenses elsewhere along the chain – as described by one family physician who argues that initially, around 30% of insurance claims are denied. But a doctor's office with an effective (non-medical) staff complement can later slice that rate dramatically.[31] This may be good for the patient in the short term but tacks on staff hours and costs at caregiving facilities that will be passed on in increased costs and insurance premiums.

...when it comes to building a hospital, liability always ultimately rests with government, regardless of what a pact with a private partner might say.

The uninspiring economic results of "partnerships" in Britain

While the United States has a system that has long been a private-public mix, the United Kingdom offers an example of a country in transition from a largely socialized scheme – known as the National Health System and put in place in the post-war period – to one where "partnerships" are championed. WHO data suggest considerable efficiency in this country's health spending,

with the total bill coming in at something over 8% of GDP and over 80% of that accounted for by public expenditure. Backers of the NHS, with one eye on these data and another on the decent health outcomes of the British public, argue that the rationality, simplicity and seamless nature of a centrally planned system have historically allowed pounds sterling to stretch far. European critics might counter that while much more money is spent in the complex French and German systems, citizens of these countries get a better deal in the form of shorter waits, better facilities and considerably more doctors.

In short, P3s on both sides of the Atlantic are stories in excessive expenditure... spun by politicians who depict themselves as thrifty managers.

Without a doubt, there is truth in this criticism. The NHS has been under-funded for decades. Beginning in 1991, the Conservative government led by Margaret Thatcher also introduced an internal market scheme in British health care even as it continued to twist the funding tap tight (while privatizing long-term care at a furious pace).

What were the results, economically speaking, of the Tories' reforms? Architects of the initiative made the case that increased competition between health providers would boost efficiency and savings while also improving quality of care. District health authorities and some general practitioners became "purchasers" of care, or fund-holders; hospitals were providers who "sold" services. The marketplace appeared at the point where these two sides met to negotiate contracts. Suddenly, hospitals were earning revenue through itemized transactions with those players who held the cash. The former were responsible for generating a surplus at the end of the day, which of course could be accomplished by doing more "business," cutting the wage bill, possibly outsourcing non-clinical services, finding new sales opportunities (e.g. real estate), carrying out procedures on deep-pocketed foreigners, etc.

As these reforms unfolded, the nature of hospital management was radically altered. According to Allyson Pollock, a notable student of NHS change, the quantity of such cadre also ballooned. She writes that the number of general and senior managers in the NHS rose from 1,000 in 1986 to 26,000 in 1995.[32] The proportion of NHS spending devoted to administration more

than doubled. Hospitals needed administrators with a sharp eye for revenue-generating opportunities.

To quote Pollack, "The land associated with long-stay hospitals, among them many huge institutions for the care of people with mental illnesses, was sold off for golf courses, luxury homes and supermarkets..."[33]

With some tweaks, and eventually a rise in public investment, trends continued under New Labour. Two main features have marked this most recent period of accelerated reforms: a sharply increased role for for-profit health providers within the public NHS, and a reliance on private investors to build hospitals.

The ballooning costs of P3s under Blair

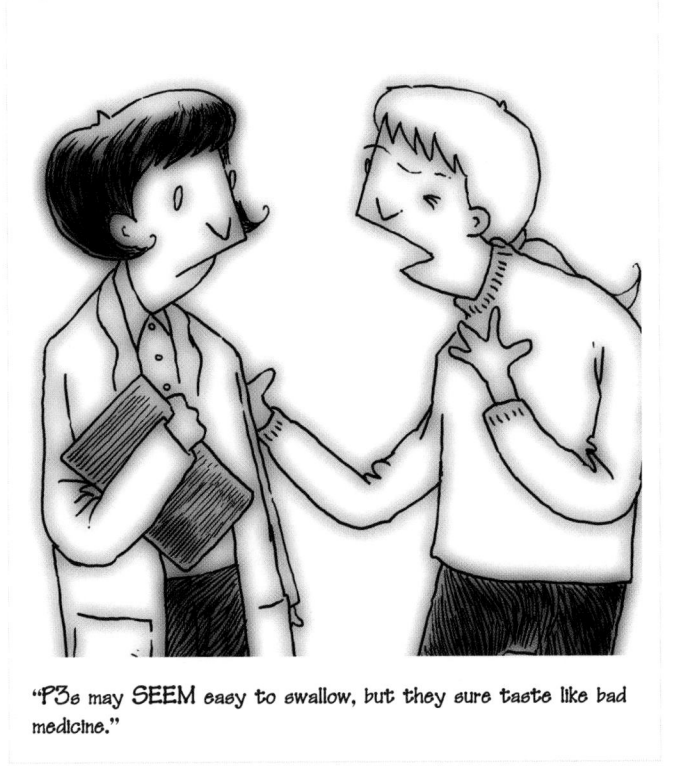

"P3s may SEEM easy to swallow, but they sure taste like bad medicine."

Labour under Tony Blair gathered fund-holding general practitioners into Primary Care Groups that became PC trusts. By 2003, PC trusts were responsible for dispensing three quarters of NHS budgets in their areas. The government also began signing Private Finance Initiatives (PFI) with consortia to build new hospital facilities. Critics have argued that this approach, in Britain as in Canada, fails to make economic sense. Pollock, for one, raises the obvious objection that it costs private consortia 1-4% more to borrow than it does the public sector. And she has argued that the economic case made for the advantages theoretically accruing to society from PFI deals has been

cooked by overstating the cost overruns that typically occur when British hospitals are publicly financed. Conversely, the total payments projected to be made by the newly built hospital trusts to the consortia, over decades, are understated. Politicians, she argues, have been convinced by an ideological but factually bereft case: privately managed facilities will be more efficiently run; hospital waste will be squeezed out by managers keen to identify surpluses.

Boosters of the PFI approach also argue that costs associated with this strategy are justified by instruments in the contracts that transfer liability to the private builders. If all goes badly, or targets aren't met, the investors are the ones on the hook. Critics are just as unimpressed with this line, noting that when it comes to building a hospital, liability always ultimately rests with government, regardless of what a pact with a private partner might say. In any case, the first wave of PFI ventures in Britain proved more expensive, sometimes spectacularly so, than consultants (who themselves billed millions of pounds) estimated back in the 1990s.[34] One source maintains that final costs typically have exceeded projections by 72%.[35] Profit margins can reach 25%.

Labour rule in this decade has also opened the door to for-profit furnishers of care seeking work within the NHS; the government has encouraged this as a way to tackle wait times. The plan, as worked out in the early 2000s, was to have independent surgical centres implanted by private investors eventually perform hundreds of thousands of hip, knee and cataract procedures per annum. At the same time, the country's network of private, for-profit hospitals already in place was to be increasingly used to offer publicly covered care. What have been the economic implications of this approach? Minimum payments have been guaranteed to private players, even where procedures aren't performed. Sometimes extra compensatory money has been disbursed to public facilities when the state wanted surgical work diverted to a foreign investor and an NHS infirmary stood to lose revenue. And it seems that profit-making providers have sometimes been paid well above the average NHS cost for treatments, after making arrangements to restrict their patient load to rapid turnover cases – thus leaving more costly procedures to public facilities.[36] Savings are nowhere to be seen.

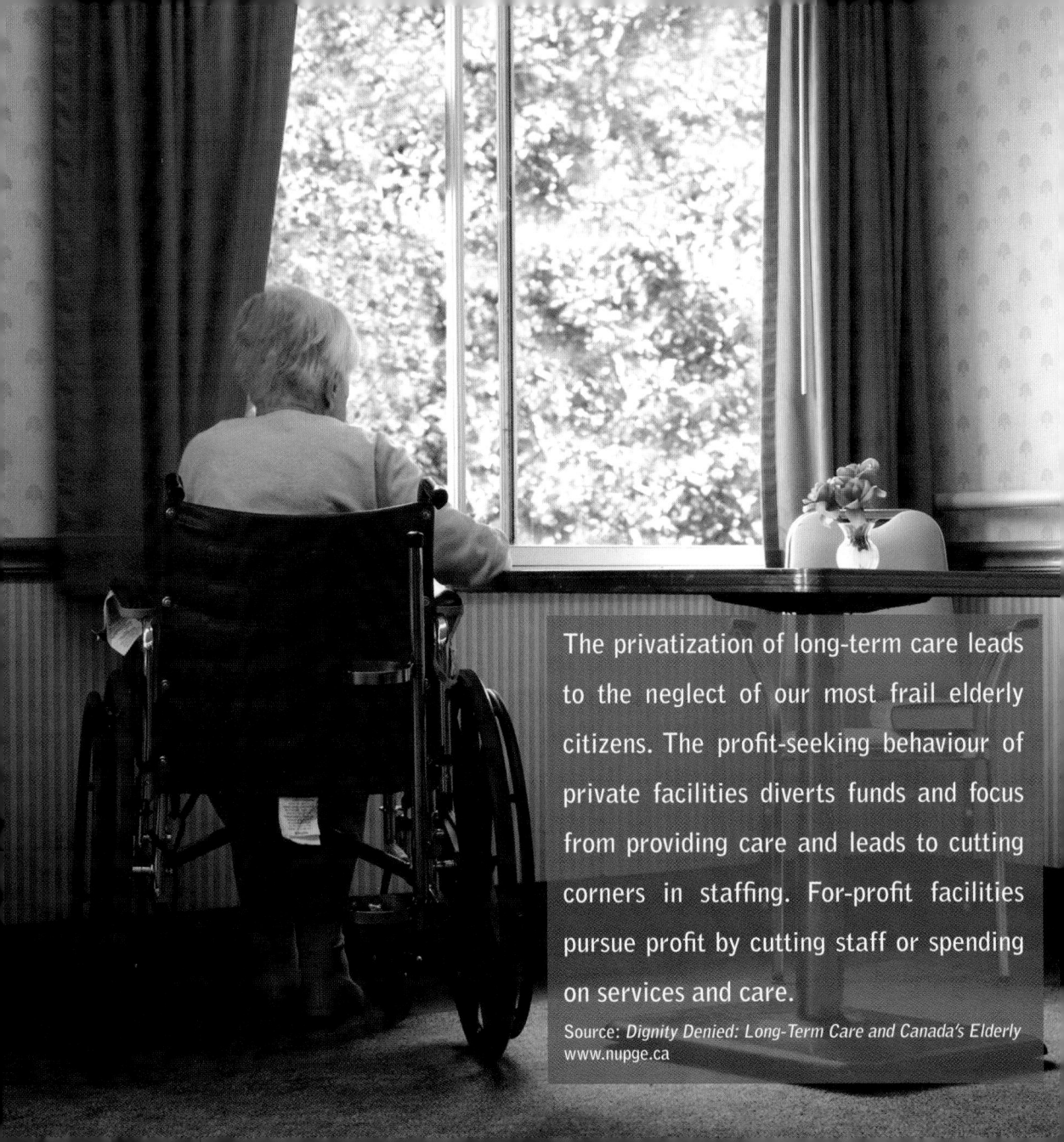

The privatization of long-term care leads to the neglect of our most frail elderly citizens. The profit-seeking behaviour of private facilities diverts funds and focus from providing care and leads to cutting corners in staffing. For-profit facilities pursue profit by cutting staff or spending on services and care.

Source: *Dignity Denied: Long-Term Care and Canada's Elderly*
www.nupge.ca

Public-private hospitals up and running... and costing Ontarians as well

In Ontario, imitations of recent practice in the UK are well underway. Commentary on the economics underpinning those PFI or P3 hospitals that are up and running, notably the Royal Ottawa Mental Health Centre and the William Osler Health Centre in Brampton, has emphasized points similar to those made in the British context. The facility in Ottawa, as reported by Local 479 of the Ontario Public Services Employees Union (OPSEU), built and run by the consortium Carillion, was supposed to cost $95 million and hold 284 beds. It opened with 188 beds at a cost of $146 million.[37] Construction of the Brampton facility, where standards of care have already been criticized (more on that later), was initially forecast to reach $350 million and offer 608 beds. When

> ...*service cutbacks drove a very economical, non-profit provider out of the field, while generating business for commercial players who billed more and paid front-line staff less.*

the hospital opened in 2007, there were some 480 beds and the price tag had reportedly almost doubled. About one-half of the facility, including patient support services, was in the hands of for-profit entities, according to the Ontario Health Coalition. This same source maintains that the final bill for the taxpayer for this facility could climb to $3.5 billion. In something of an understatement, the former director of audit operations with the office of the auditor general stated that the project gave poor value for the money.

Meanwhile, a P3 in B.C. (Access Health Abbotsford) similarly featured ballooning capital costs plus yearly service payments that climbed from an initial projection of $20 million to reportedly over $40 million. In short, P3s on both sides of the Atlantic are stories in excessive expenditure... spun by politicians who depict themselves as thrifty managers.

The framework for new ways of financing hospitals' operating budgets is also in place in Canada's Pacific province. B.C. Health Minister George Abbott affirmed in February 2008 that "activity-based funding" will, to an extent still to be determined, be the way of the future. Under the new Innovation and Integration Fund, a portion of the public money that B.C. hospitals receive is henceforth tied

to the number of surgeries and other treatments they perform. A mechanism by which acute care facilities compete for dollars in an "internal market" has hence been introduced. Each B.C. patient is now a potential contributor to a better bottom line for facilities that for the moment remain publicly owned. In Ontario, the ground for a similar scenario was prepared starting in 2005 by the introduction of Local Health Integration Networks (LHINs) and their boards' mandate to manage purse strings and seek efficiencies and savings. Canadian hospitals, needing cash, will compete for the "business" of ill individuals while also stepping up their practice of renting out space to providers offering uninsured and pricey services (as is the case at the Royal Ottawa Mental Health Centre, where reportedly "at least one" ROMHC psychiatrist furnishes patients with a referral slip to receive $5,000.00 to $7,500.00 treatments at MindCare, a clinic right in the building).[38]

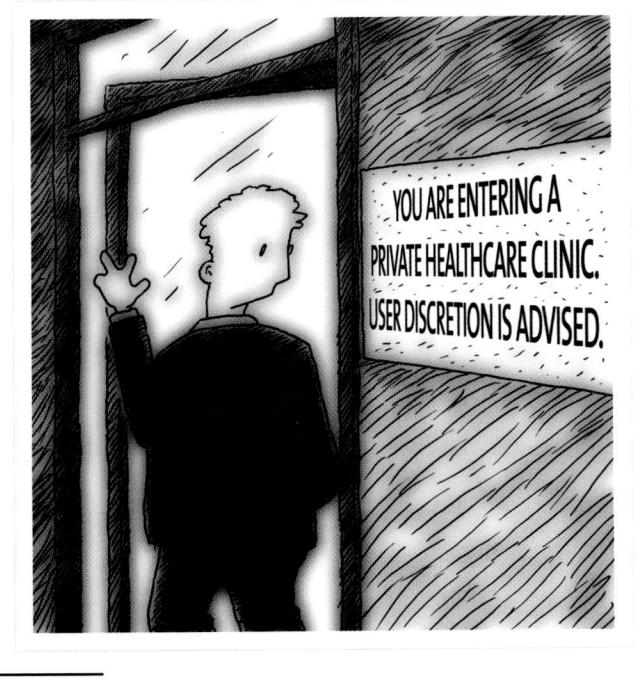

The costly fruits of profit in home care

Meanwhile, a market increasingly populated by for-profit players is well-entrenched in Ontario homecare.[39] On January 16, 2008, on a chilly night on Hamilton Mountain, over 1,500 citizens, including homecare nurses and their families, jammed a community hall to listen to speeches and music. They were unhappy with a development in their community and determined to respond. A month before, two non-profit agencies, the Victorian Order of Nurses (VON) and St. Joseph's Home care, had been told they were ineligible to participate in the province's competitive bidding process to provide nursing care to residents through

the local Community Care Access Centre (CCAC). It is not as though the two organizations were new to the field. For some eight decades St. Joseph's employees had been providing care. Hamilton VON had chalked up more than a century of service.

Before the Tories' Common Sense Revolution swept the province in the mid-1990s, home care in Ontario was furnished by non-profits such as VON and the Red Cross. The victorious Conservatives, converts to Thatcherism, argued that the interests of efficiency

...there is international evidence that a well-funded homecare system can benefit a nation's overall health bill.

could be served – and quality care maintained – by ending grants to non-profits and encouraging commercial players to enter the field. With salaries and benefits for nurses and home-helpers constituting the overwhelming bulk of costs in this sub-sector, what occurred under the new regime was not surprising. Firms interested in profit squeezed compensation packages in order to simultaneously generate a surplus and make an economically attractive bid. In turn, nurses increasingly sought better-paying jobs in hospitals or homes for the aged – or they left the profession altogether.

Governments have denied that price and projected savings are the decisive factors in awarding homecare contracts. Yet the Ontario Health Coalition has noted the following:

> The minister of Health and the CCACs have asserted that 'quality control' is given priority in the awarding of contracts and that quality accounts for 70-80% of the points used to assess bids. But 'quality' is assessed [via] a bidding document – not actual quality of care. It is simply a paper exercise. Agencies with few or no care staff have been awarded contracts in competitive homecare bidding based on their documents...[This favours] multinational companies that hire expensive consultants to write the bids.[40]

Actually, one review of previous events – also in Hamilton – perversely suggests that in the quest for short-term savings, sensible objectives of *both* economy and quality end up being

sacrificed. In 2002, VHA Health and Home Support Services closed operations in the steel city after finding it could no longer afford a dramatic loss of revenue occasioned by the local CCAC's decision to rescind services for thousands of clients. The CCAC was in turn responding to government pressure to eliminate a deficit, and refused to revisit the terms of VHA's contract in order to help it cope with this unforeseen loss of business. Non-profit VHA had furnished almost 60% of home-support services in the area, boasting around 2,500 clients. (To be clear, we are not talking in this instance about nursing but services to help elderly or incapacitated patients bathe, clean and realize other household tasks.)

Data offered by Jane Aronson, Margaret Denton and Isik Zeytinoglu, writing in the journal *Canadian Public Policy,* suggest that, compared to its for-profit competitors with contracts in the Hamilton area, VHA actually offered the smallest "gap" between the compensation it paid employees and the fees it charged. It also paid the next-to-best wages, after another non-profit, at almost $12.00 per hour – not a royal wage but comparatively good. Most strikingly, it was cheaper than all the for-profit companies save one (with whom, in terms of cost, it was tied)![41] In short, service cutbacks drove a very economical, non-profit provider out of the field, while generating business for commercial players who billed more and paid front-line staff less. Did the government, when it declined to help VHA out of a difficult situation not of its own making, simply see an opportunity to assist some for-profit friends?

As it turns out, there is international evidence that a well-funded homecare system can benefit a nation's overall health bill. By definition, accessible home care for seniors and others keeps at least some individuals out of more expensive institutional beds. A comparison between developments in Denmark and the United States between 1985 and 1997 goes some way to illustrating this point. In the European jurisdiction, per capita spending on continuing care services for seniors climbed just 8%. In the U.S., the figure was 67%. For the very old (80-plus), the American increase was almost identical to its overall spending hike, while costs for this upper age bracket dropped 12% in Denmark. During the same period, the total number of nursing home beds in the European country declined by 30% but climbed by 12% in our southern neighbour.[42] What occurred was that public money was spent to help older Danes stay in their homes or reside in assisted living facilities. Overall, greater efficiencies were achieved.

Significantly, one researcher found that 80% of the price for long-term home care for people with complex health needs (which fairly describes many Canadians in LTC institutions) is spent on support, with only 20% aimed at more costly professional services – that is medical attention, strictly understood.[43] So the paradox is that people with even reasonably serious medical issues often could remain at home and that most of the cost devoted to maintaining their health, in this friendly and familiar environment, would actually pay moderately remunerated staff to give baths, prepare food, do the washing and vacuum the floors.

...according to B.C. data, admission rates to acute-care hospitals for LTC residents suffering anaemia, pneumonia and dehydration are higher in for-profit institutions.

Of course there is another way to proceed with community care, different from the Danish approach and typified, at least in this country, by the so-called Alberta model. This system has been critically examined by health policy analyst Wendy Armstrong – and contrasted with innovative attempts to improve public, non-institutional forms of long-term care carried out in that same province.[44] The "Alberta model" shares the assumption that assisted living facilities and seniors' autonomy can be preferable to traditional institutional care, but lets markets and the profit motive largely shape the sub-sector. Under this approach, public coverage of services, in home and elsewhere, is cut, while investors are invited to build assisted living facilities where a range of services are available. Government accounts are apparently improved as the public sector ceases to erect LTC facilities, as has basically been the case since the 1990s in oil-rich Alberta. Direct-care staff is sharply reduced in those centres that muddle on. Yet understood globally, the system is far from inexpensive. Residents in such facilities (or their hard-pressed families) pay hundreds or indeed thousands of dollars per month for meals, personal aid, transport and medical services. A brimming public purse isn't used to further goals of equity and aid to the province's most vulnerable.

Homecare's inclusion in the *Canada Health Act* has been demanded in the past, for example by the National Forum on Health in 1997. But in 2002 Romanow, presumably interested in questions of economy as well as care, declined to recommend this course. Health Ministries have instead opted to emphasize uneven public support for short-term home care delivered to patients

just out of acute hospital facilities. Alberta, for example, has chosen to let for-profit, assisted living investors get a return on their dollar. For its part, Québec has subcontracted its InfoHealth service which provides over-the-phone medical advice to, among others, patients who require homecare, to a private company in Ontario. A more far-sighted and egalitarian approach would feature a national, public plan to help Canadians with medical needs, and of varying incomes, continue to live independently.

Ensuring quality care and optimum outcomes

Let's continue reviewing home care for the moment, but shift our emphasis from economy to quality of care and patient outcomes. At the January 2008 public meeting in Hamilton held to protest the ouster of VON and St. Joseph's, most of the concern expressed centred around the ways in which the disruptions inherent in competitive bidding potentially traumatize patients. Community activist Aznive Mallet, herself a homecare patient since suffering a severe head injury some three decades before, reported that with the changeover from one provider to another, patients "suffer enormous amounts of stress." New staff, if they genuinely are new and not the same caregivers hired by the new contract-holder, often arrive with inadequate knowledge. The "beautiful perfection" of VON's treatment – Mallet's phrase and derived from her experience of years of uninterrupted patient-caregiver rapport – can be shattered by a transition motivated by the belief that a market mechanism can correct defects that are not, to those cared for, apparent.

In the course of the event, senior Barbara Lustig appeared on video to tell the assembled that "it's frightening to me" to have to get to know a new nurse and familiarize her or him with the ins and outs of the care required by Martin, her bedridden husband who is unable to speak. "We're being penalized for having him at home," Mrs Lustig added, her fear palpable. Of course, governments would reply, seniors in long-term facilities might see different caregivers too. Discontinuity of care may also occur when non-profits retain a homecare contract. Nurses and other professionals quit or change jobs. Absolute stability isn't a realistic goal in any life situation. Backers of not-for-profit homecare reply, fine, we grant you that, but this is *planned* instability aimed at those sections of the population least able to handle change. Competitive

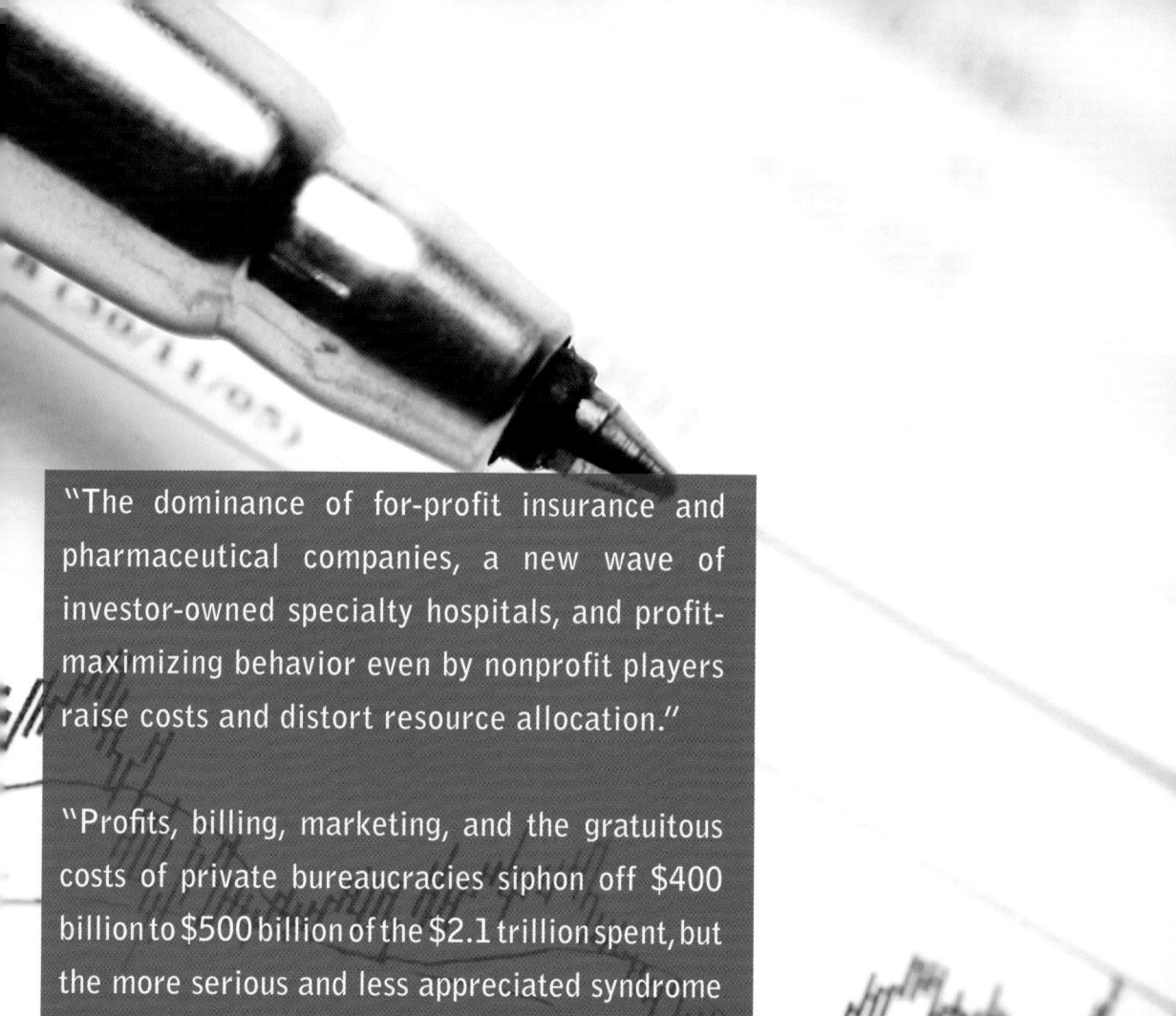

"The dominance of for-profit insurance and pharmaceutical companies, a new wave of investor-owned specialty hospitals, and profit-maximizing behavior even by nonprofit players raise costs and distort resource allocation."

"Profits, billing, marketing, and the gratuitous costs of private bureaucracies siphon off $400 billion to $500 billion of the $2.1 trillion spent, but the more serious and less appreciated syndrome is the set of perverse incentives produced by commercial dominance of the system."

New England Journal of Medicine 358 (6), February 7, 2008, www.nejm.org.

bidding inevitably causes under-paid nurses to flee home care in significant numbers. And "marketization" is instituted through a process shrouded in secrecy, one that fails to disclose any (intended) benefits in a transparent fashion.

Some days after the gathering, Ontario Health Minister George Smitherman announced the cancellation of the Hamilton process that had so annoyed local residents. A general freeze of the competitive bidding system across the province was declared. At this writing, it was unclear what this decision might mean in the longer term.

> *...investors want a 10-15% return, and corporate officers desire substantial salaries plus bonuses. Other costs being equal, such revenue has to be wrung from somewhere. Patients are the ones short-changed.*

Investigations show that people cut off from publicly covered homecare – a form of privatization or rationing – suffer more in comparison to those who continue to receive treatment and help in their own bedrooms. With a ready-made laboratory inadvertently designed by a government looking to save money, Marcus Hollander looked at British Columbia in the wake of that province's decision, some years ago, to cut services to patients requiring lower levels of attention. Across B.C., regional health authorities adopted different responses to this policy measure, with some implementing the service reductions and others declining to do so. By the second year after the cuts, those individuals still getting home care had, on the whole, seriously limited their hospital use. But a clear majority of those who had lost services testified to a decline in their health. More than a quarter reported "hardship" as a result of the change.[45] Of course, these individuals, assuming they had the means, might have purchased replacement services. Or, they may have spent more time in emergency rooms.

On the subject of care, access and outcomes, data from B.C. also suggest that frequent visits from a public health nurse in the initial months of home care lead to a dramatic drop in patient death and rates of admission to LTC facilities over a three-year period. In short, home care seems to present an opportunity for public investment that is likely to pay social dividends. Not all politicians grasp that message.

When returns trump care in long-term facilities

Nevertheless, even in the context of a well-funded, accessible homecare system, many elderly and otherwise incapacitated individuals would have to reside in long-term care institutions. Because this is an area where Canada has well-developed systems of for-profit care alongside not-for-profit services, we are able to relate some contrasts from familiar territory.

A study published in 2005, examining 109 not-for-profit LTC facilities and 58 profit-seeking centres in B.C. (just over three quarters of all long-term care centres in the province), concluded unambiguously that the former provided residents with more daily attention, both in terms of direct care and support services (0.34 hours per resident/day and 0.23 hours respectively).[46] As the authors noted, higher registered nurse hours per resident are "associated with fewer violations of care standards and improved functional ability of residents."[47] Again according to B.C. data, admission rates to acute-care hospitals for LTC residents suffering anaemia, pneumonia and dehydration are higher in for-profit institutions. Similar results have been revealed in Manitoba.[48]

With almost 60% of its publicly funded LTC beds in for-profit environments, Ontario also provides an ongoing experiment in public-private partnership. Here, the official attitude is essentially the

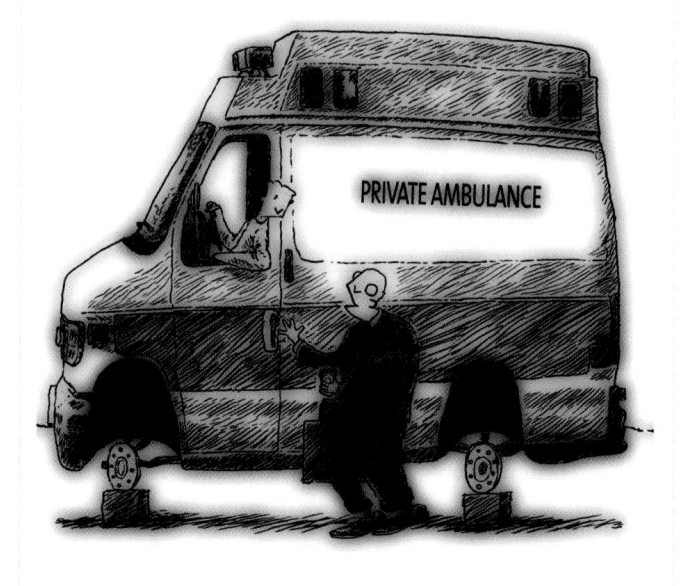

PRIVATE AMBULANCE

We got a great new hi-tech siren - the best money can buy!

following: given the developed network of for-profit homes, and the readiness of chains such as Extendicare to invest in the sub-sector, the most feasible policy is to boost accessibility by lending the support of public dollars to corporate initiative.

Elaine Gilbert is an RN who has worked both in municipally run, not-for-profit homes for the aged and shareholder-driven nursing homes.[49] Indeed, she presently works full-time for one of the latter while adding casual hours in a public facility. Her experience and impressions, though anecdotal, merit consideration.

"It isn't," she says, "that nursing homes don't provide good care." But corporate managers aren't the ones responsible for what Gilbert thinks are usually decent results. "Front-line staff, through their own innovation, give quality care." What she means by innovation includes an ability to scramble and even fight for supplies that are often not abundant (or squirreled away) in for-profit homes. In contrast, not-for-profits "seem to have endless supplies," Gilbert remarked in an interview.

As of early 2008, the Ontario Federation of Labour was trying to interest the province's Human Rights Commission in a complaint against nursing homes unwilling to change residents' incontinence materials (informally called diapers or briefs) until they are 75% full. "One of the jobs of [my] director of care is to count out briefs to staff... and she takes pride in limiting handouts more than her predecessor was able to," asserted Gilbert. As for RN staffing, this nurse observes that five years ago she was responsible for 153 patients at a for-profit facility and now has 80 residents in another shareholder-owned centre. This compares to 32 at a municipal not-for-profit home for the aged that once employed her.

The chain for which she currently works, says Gilbert, announces annual profits in the millions. Where does this surplus come from? In her opinion, it is derived from scrimping on supplies and squeezing workers. Management regularly denies claims for overtime when staff misses lunch, or the rest period is interrupted due to the requirements of patient care – even though provision for extra pay in these cases is clearly stipulated in the collective agreement. The result: an expensive grievance process and a poisoned work environment. Could the latter be good for care and resident happiness, Gilbert wonders rhetorically?

Data from the United States about the effects of ownership by private investment groups reinforce the thesis that the quest to derive profit from nursing homes generally entails staff cuts

and declining quality. In a September 23, 2007, article by Charles Duhigg, the *New York Times* unveiled the results of a lengthy investigation of more than 1,200 homes, from around the U.S., acquired by large private equity groups between 2000 and 2006. Analyzing records from the Centres for Medicare and Medicaid Services, the prominent American daily concluded that 60% of facilities bought within the time period examined experienced radical cuts in registered nurse numbers, "sometimes far below levels required by law." Interestingly, among the remaining 40% considered in the study, staffing was also "typically" below national averages. The author added that "the typical nursing home acquired by a large investment company... scored worse than national rates in 12 of 14 indicators that regulators use to track ailments of long-term residents." But for shareholders of firms like Formation and Warburg Pincus, active in this acquisition wave, the news was good: returns were hefty.

For-profit hospitals drive up mortality rates

Returning to acute-care hospitals, this time in the context of outcomes, we again find data that tell troubling stories about the bottom line. As before, a research group led by P.J. Devereaux unearthed key information. In a summary of studies not dissimilar to the one that found shareholder-driven hospitals to be more expensive, the medical scientist's team determined, through a 2002 review of enquiries into a total of 26,399 hospitals and over 36 million patients in the United States, that for-profit facilities tend to generate higher death rates. "The private for-profit hospitals employed fewer highly skilled personnel per risk-adjusted hospital bed."[50] And it is the presence of such staff, again, that mitigates these rates. So why should for-profits employ fewer skilled staff? Most likely, the authors opined, investors want a 10-15% return, and corporate officers desire substantial salaries plus bonuses. Other costs being equal, such revenue has to be wrung from somewhere. Patients are the ones short-changed.

Other glimpses of U.S. practice add to the picture. Not-for-profit Health Maintenance Organizations give more care when it comes to toddler immunization, mammography service, pap smears, and diabetic eye exams. Death rates for dialysis patients, in a market where for-profit Fresenius has been a dominant player, have been recorded at almost 50% higher after controls

account for age, race, sex and other factors, than in America's northern neighbour. Meanwhile, a significant portion of U.S. patients are treated with reprocessed dialysers.[51] This cost-saving measure, studies suggest, increases patient risk.

Back in Canada, care concerns at the William Osler P3 have also been raised – and were indeed sparked by two patient deaths at the hospital in 2007 that in turn produced community protests in December of that year. It would of course be premature to draw direct links, at this writing, between the for-profit nature of the facility and those tragedies. And certainly, complaints about bed shortages and care can be heard in traditionally built and managed Canadian centres as well. But brand new William Osler, it would be an understatement to say, was not bathing in a wave of public confidence and appreciation during its first few months of life. Officials scrambled to assure a worried community that patient outcomes came first at the P3 institution.

Finally, Sweden – a country sometimes embraced by both critics and boosters of an increased role for privatized care – offers an example of how clinical concerns can even arise from the privatization of non-clinical services. On May 9, 2006, Swedish television aired an investigative report into the results of University Hospital Lund's experiment with a private cleaning firm.[52] Cleaners have a heavy workload, learned the journalist covering the story, and, with a smaller staff than before the reform, have to work even harder when a colleague phones in ill. Dust and dirt abound in various wards over which the camera was permitted to sweep. It seems that infections patients acquire in hospital and take back to the community were proliferating when this report was made. Is the link between cleaning for profit and more ill, local Swedes established with iron-clad, scientific certainty? Perhaps not. But the story is troubling... and ongoing.

IV. THE PRIMARY HEALTH CARE CHALLENGE

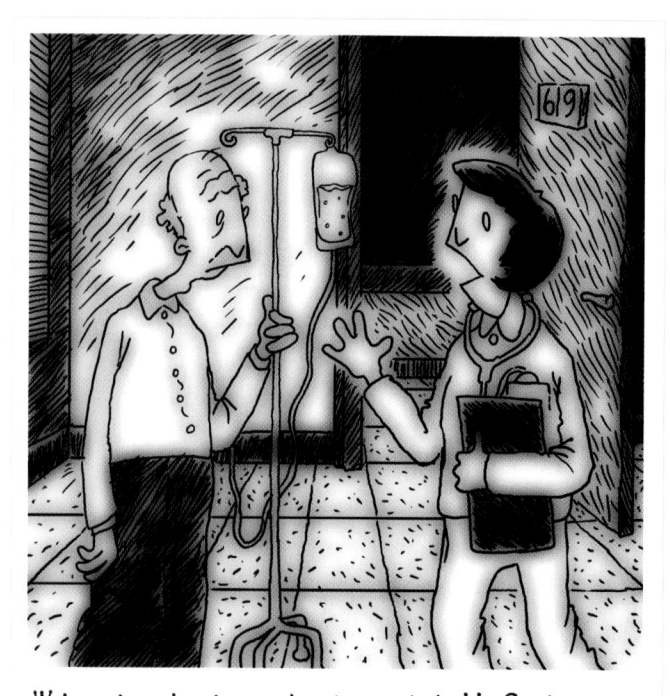

We've cut our long-term and acute care beds, Mr. Smith --
I'm afraid you'll have to sleep standing up.

According to Dr. Martin, Canada "does very well in terms of access to acute care services." She acknowledges that the adjective "bad" describes our performance on elective procedures, though on this front she is quick to list some of those improvements already described. But "we do a terrible job of prevention," she recently observed. "We could reduce hospital visits dramatically with better prevention."[53]

On this front, the Canadian Nurses Association (CNA) has been a determined advocate. Noting that the cause of illness prevention could be substantially furthered by more interdisciplinary as well as inter-sectoral collaboration (which is to say, more systemic cooperation and information-sharing between members of the various health professions as well as between caregivers and experts in such fields as housing, anti-poverty and immigration), the Association has identified some primary health care success stories in Canada. At the Northeast Community Health Centre in Edmonton, for example, health teams aided by an integrated information system deliver care ranging from prevention to emergency services. The centre itself is located on public transportation routes that facilitate community access; it maintains links to local workplaces, schools and social housing facilities.

Quick to offer praise where praise is due, the CNA has also, however, identified key barriers to improvements in prevention in Canada. One of these is the pay-for-service system of remuneration to which most physicians are subject – an arrangement that encourages lucrative curative care, diagnoses and high-tech repair. Nurses have noted that a system emphasizing prevention would place greater emphasis on the role of salaried Nurse Practitioners – RNs with an enhanced skill set able to perform numerous functions previously restricted to physicians.

Charging to see the doctor...and undermining access

Certain doctors and investors have something else in mind: fee-charging ambulatory clinics where expensive services that boost the bottom line abound. Witness Don Copeman, CEO of Copeman Healthcare Centre, an enterprise that sprang to life on the west coast, is reportedly heading to Calgary and may one day turn into numerous clone operations across the country. At this facility, adult patients are invited to pay $3,900 for an "all-inclusive health care program" during a first year of treatment. The fee apparently declines

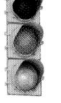

Not-for-profit, primary health care seeks to partially correct the unfortunate outcomes that inevitably arise in an unequal society.

somewhat in subsequent years. How does the company get around the legal matter of billing patients directly for an insured service as defined by the *Canada Health Act*? The answer, the CEO says, is that in acquiring access to a team of healthcare professionals, patients are only paying for extra services not covered by B.C.'s public plan. When a physician provides insured services in the course of a patient (or is that "client"?) visit, then he or she bills the provincial plan for those particular services. It is all quite legal, argues Copeman. In the fall of 2007, the B.C. Medical Services Commission agreed with him. "If some elements of private care can enhance the public service delivery in the province, I'm not prepared to rule it out," said British Columbia's Minister of Health George Abbott.[54]

Medpoint Health Centre in London, Ontario, is a similar initiative. One pays a $500.00 "introductory fee" for a "Comprehensive Health Assessment" of a sort usually reserved, suggests

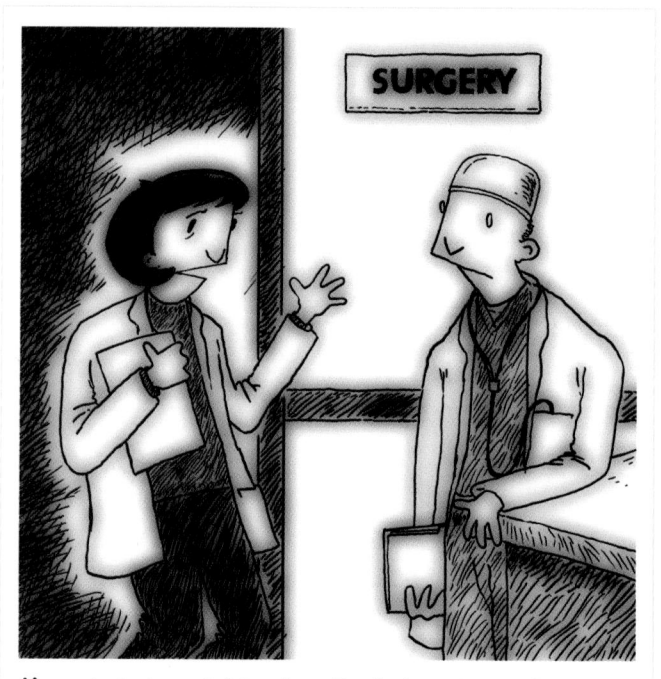

He wants to know if deluxe hip will make him a better dancer before he agrees to the higher cost.

the centre's website, for CEOs and other high-profile decision-makers. A 2.5-hour "total body analysis" is undertaken. There are refreshments and a grooming centre; presumably these services figure among the set of extras that a patient is theoretically paying for. Less frivolously, Medpoint also offers nutrition services, access to a foot clinic, a pap clinic (OHIP-covered, to be sure) plus referrals to "partners" that can help patients avoid the public queue and purchase private surgery, CT scans, MRIs, and other procedures.

Clearly, such pricey schemes won't help Canadians most in need of primary attention, like those individuals living on the streets of Vancouver's poorest neighbourhoods who make use of *Insite*, an innovative partnership involving Vancouver Coastal Health (VCH) and the PHS Community Services Society. Here residents suffering from addiction can inject drugs in a safe environment and be referred to healthcare professionals able to attend to the special needs of people ground down by destitution.

Then there is VCH's focus on aboriginal health. Doctors, nurses and other professionals are working with First Nations communities in British Columbia to help repair some of the damage done to status and non-status people alike. Statistics Canada tells us, for example, that the death rate for First Nations babies in B.C. is 7.5 out of 1,000 births, compared to 2 out of 1,000 for other British Columbian infants. Diabetes and heart disease strike aboriginals with greater frequency

than other citizens. Better outcomes, lower infant mortality and greater longevity among aboriginal Canadians will probably not occur chiefly as a result of innovations by clinics. These problems are primarily questions of poverty and inequality. But public care initiatives that respect native values and belief systems and encourage the education of health professionals from within these very communities – thus realizing a fundamental tenet of a well-rounded primary health care approach – are having some impact.

So there resides the contrast in a nutshell. Not-for-profit, primary health care seeks to partially correct the unfortunate outcomes that inevitably arise in an unequal society. Clinics that charge deepen the social gulf that political economy, drugs and mental illness have already dug.

Curiously, in 2006, the Ontario government intimated to Don Copeman that his clinics were not welcome east of the Manitoba border. But as of early 2008, Medpoint seemed to be in full operation. Observers suggested there was little question that this facility was in violation of the *Canada Health Act* if its patients could reasonably be understood to be purchasing listed physician services. Was Medpoint, by promoting its package in a large advertisement in the *Toronto Star,* inviting a legal confrontation with Queen's Park? Was it seeking to fling open the doors to corporate clinics in the country's largest market? Will the government have the principles and gumption to take this centre on?

V. CONCLUSION

In terms of health outcomes, Canada does not do badly. Our life expectancy is high, our infant mortality rates low – although First Nations peoples continue to die young and suffer disproportionately, to the country's shame.

A study supported by the Commonwealth Fund released in early 2008 ranked Canada sixth out of 19 developed countries in mortality amenable to health care, in the 2002-2003 period.[55] This means we have relatively few deaths among residents below age 75 due to a series of causes that health professionals have deemed preventable. In the 1997-98 period we ranked seventh. Still earlier data looking at results for people aged 5-64 showed

We favour a nationally coordinated plan for fully-funded home care, short and long-term, as well as a Pharmacare initiative. Both would help the elderly, disabled and less-prosperous lead better lives; both could save resources over time.

Canada leading OECD countries in the preventable deaths category during the mid-1990s (that is, getting the best results), so it is possible that our country has slipped marginally in this measure.[56] Nonetheless, Canada's standing remains highly respectable. In the most recent Commonwealth Fund-supported review, the U.S., for its part, ranked last. (Australia placed third, showing that all is not bad in that country from a health care point of view.)

But if things in Canadian health care aren't catastrophic, there is plenty of room for improvement. Wait times for elective surgery, for example, don't end up in elevated death statistics; they do however contribute heavily to our national bank of agony and frustration. We need to continue to improve public services to speed these procedures up, to boost the role of facilities like the one headed by Dr. Cy Frank in Calgary. Yet when considering the role of "one-stop" surgical centres, even not-for-profit ones, we have to be mindful of the fact that speed isn't all, that complications can arise in even the simplest procedures, and that safety is often best guaranteed by an acute-care facility and all the equipment and expertise it contains. Quality and safety must come first.

Quite clearly, Canada lacks healthcare personnel. While not a subject of this paper, our serious nursing shortage needs to be emphasized here; working nurses are aging. We need a dramatic infusion of new professionals into the field. It is also evident that we need more doctors in certain areas of the country and in particular specialties.

Parliament shouldn't, under the guise of cooperative federalism, ignore its responsibility to challenge provinces that undermine the principles of accessibility and universality in service delivery.

In this discussion, medical and medical support services that in our view should be brought into the public system have been identified. We favour a nationally coordinated plan for fully-funded home care, short and long-term, as well as a Pharmacare initiative. Both would help the elderly, disabled and less-prosperous lead better lives; both could save resources over time. All evidence suggests that the runaway costs of pharmaceuticals, coupled with the proliferation of new products, demand radical measures. Enhanced patent protection in Canada and elsewhere for pharmaceutical firms has boosted profits and served inflationary ends. A national Pharmacare program would help contain prices through the advantageous buying position that large public sector players enjoy. Such a program would obviously improve accessibility to drugs for those Canadians who now pay for their prescriptions out of pocket. It would spare the additional expense of providing ER attention and other procedures to poorer residents whose conditions are aggravated by an inability to afford medication. It could also ease costs for employers saddled with private drug plans, by, among other measures, reducing charges currently paid to private insurers to cover administrative and other costs. Moreover, to repeat a point made earlier, the costs of coverage would be more equitably distributed as all employers would assume the responsibility of contributing to a national public fund. The competitive position of numerous companies that presently offer private insurance to their employees would be improved.

This is not to say that the public purse ought to pay for everything that emerges from the laboratories. In this connection, we repeat the Canadian Health Coalition's demand for a transparent, objective regime of drug approval that prioritizes safety and cost. Approval processes for new

medicines that depend on funding from pharmaceutical firms, like the current Canadian method, are bound to be at least significantly market-driven. Physicians and members of the public do not currently find, in Health Canada, a partner ready to share data.[57] Secrecy is largely the order of the day when it comes to putting the stamp of approval on new drugs. This has to change.

In April of 2008, the federal government introduced bill C-51 to amend the Federal *Food and Drugs Act* for the first time since its inception. While the bill may yet be amended, it appears to take a new direction for drug approval. Rather than ensuring that new pharmaceutical products are absolutely safe, the government will allow them on the market faster while managing risks to the population through a process that would weigh those risks against possible benefits. This "progressive licensing" would leave the government open to more lobbying efforts by the industry to further remove obstacles to profitable and possibly unsafe pharmaceutical products. The idea that Canada could become a national laboratory for new drugs is hardly comforting. Moreover, the bill seems to eliminate obstacles to direct-to-consumer advertising while legitimizing commercial secrecy and confidentiality for drug producers. Unfortunately, attention to these aspects of the bill has been deflected by controversy over its regulation of natural health products.

We are, no doubt, more of an over-prescribed than an under-

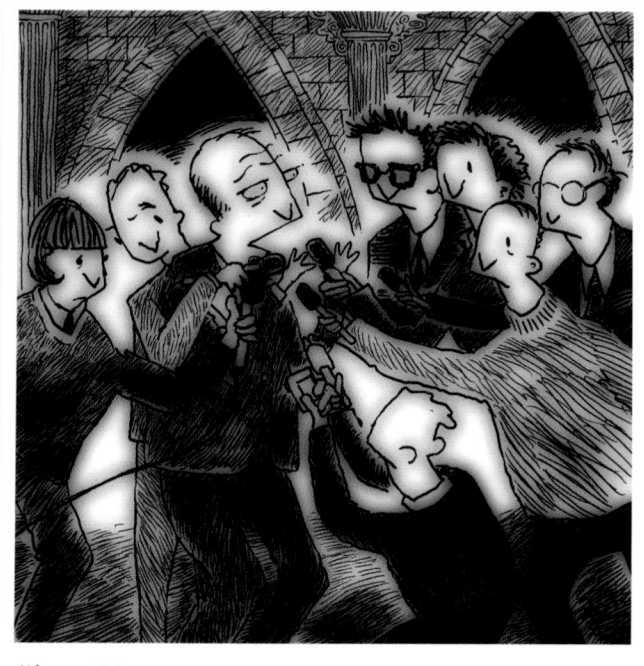

We wouldn't want to endanger the health of the nation by insisting on equal access to health care!

prescribed society. Cost control, when it comes to pharmaceuticals, is inextricably linked to an effort to only recommend and fund medications that are proven to be helpful and to enhance the quality of patients' lives – and to achieve ends that can't be attained through alternative methods.

New programs like Pharmacare and home care could be integrated in the *Canada Health Act* or not. The point is that they be accessible, universal and of quality. Nor does it seem that inclusion of a service in the *Act* is a guarantee that the federal government will sanction provinces that allow charges for listed services. Clearly, as the federal share of health funding has declined over the decades, Ottawa's stick has become

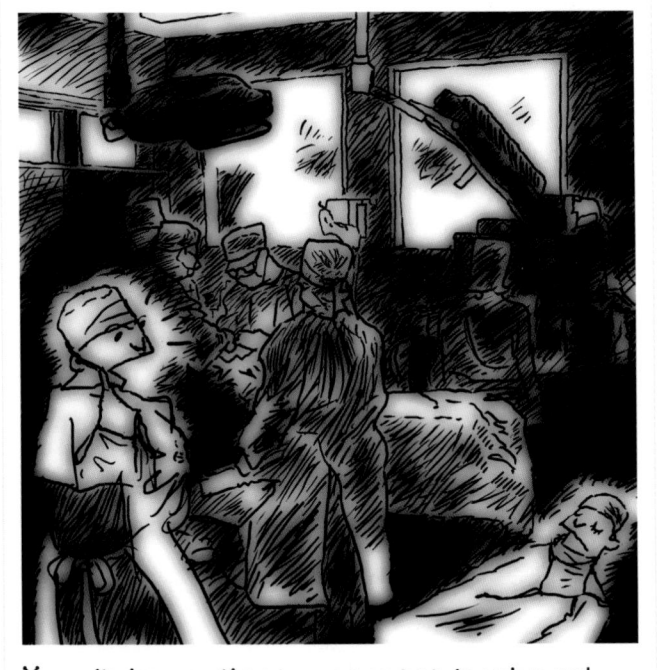

You can't sleep now, there is no one coming in to replace you!

less fearsome. But the carrot of federal dollars could be employed, by a government interested in public services, to negotiate both a comprehensive homecare system and Pharmacare.

A further point must be made in this regard. Merely because provincial governments don't like to be told what to do by Ottawa, and although the federal authorities have lost some of the financial clout they once enjoyed, it does not follow that Ottawa need no longer try and enforce the terms of the *Canada Health Act.* In February 2008, the presidents of the Canadian Union of Public Employees (CUPE) and the Canadian Federation of Nurses Unions (CFNU), Paul Moist and Linda Silas respectively, wrote to the auditor general of Canada requesting an investigation into Health Canada's performance

in meeting its obligations under the *Act*. "Despite the rapid growth of for-profit delivery of medically necessary services, financial barriers to ensured services and queue jumping, we see virtually no monitoring, reporting or challenging of these practices by the federal government," the presidents observed. It is not as though the feds have ceased to matter when it comes to healthcare financing. In 2004 Ottawa agreed to boost health transfers to the provinces by some $41 billion over a decade. Parliament shouldn't, under the guise of cooperative federalism, ignore its responsibility to challenge provinces that undermine the principles of accessibility and universality in service delivery.

Other public initiatives should also be on the table, like free or, as a first step, heavily subsidized dental care, at least for children under a certain age. There is no reason to think Canada cannot afford such initiatives.

Disdaining equality

More for-profit care shows no sign of being able to improve Canadian health services. Where are the peer-reviewed studies showing that investor-owned providers lower costs and improve outcomes for the general population? They don't exist.

> *Where are the peer-reviewed studies showing that investor-owned providers lower costs and improve outcomes for the general population?*
> *Answer: They don't exist.*

Certainly, private clinics can cut wait times and add "choice" for those with financial resources. Politicians and other elite voices who favour such measures are really speaking to this constituency, the more prosperous, even if they couch their argument in the language of the common good. Like some of our elected governors, the Supreme Court justices constituting the majority in the Chaoulli case also revealed a certain disdain for egalitarian principles. As Colleen Flood, Mark Stabile and Sasha Kontic have written, "...equality cannot trump all other factors, for equality in misery is not worthwhile. But if Chief Justice McLachlin and Justices Major and Bastarache had put some value on aspiring to achieve equality in allocating health care..." then their "bullish approach" might have been "tempered" – and there might have been no 2005 legal decision inviting private insurers to extend their scope in Canada.[58]

A second to last thought: When Canadians participate in the healthcare debate, they have to remember that what's best for patients and taxpayers is far from the only consideration in play. Politicians and others may promote private care for reasons that are no more than ideological; they just want medicine to conform to their pro-market preferences and prejudices. Governments may favour markets because they have an eye on trends in international investment. They will open doors to healthcare corporations because they want Canadian businesses to enjoy access to other nations' markets. One can't make sense of the public-private debate without being aware of a deal called the General Agreement on Trade in Services (GATS). According to GATS, which includes medical care, a country's services can be protected from liberalization measures. But as soon as these services are provided on a commercial basis, protection gets dicey. Dispute panels are less likely to allow healthcare sectors to be sheltered from market forces in cases where those sectors already have commercial players. (In this connection, the introduction of private insurance to cover already listed services in Québec, for example, will almost certainly pose problems for the whole country – even if the federal government ignores what its leading lights prefer to deem a provincial matter.) Corporations, for their part, regard governments as responsible for opening and securing new investment frontiers. Questions of care and savings are secondary, in this perspective.

Finally, how should citizens react when care and quality are undermined in the name of profit? Of all their public services, Canadians seem to most cherish quality treatment delivered on the principle that illness, rather than bank account size, ought to determine their place in the healthcare line. It is hard to think of another good or service distributed on that basis of pure need. Unfortunately, such a principle does not generally describe the ways of this world, a world in which private wealth is the key that opens doors to good and necessary things. For that very reason, a defence of care that treats the rich and less well-to-do as equals requires determined efforts by Canadians. And not just the efforts of a few "activists." Hamiltonians offered a good lesson in how to react to assaults on not-for-profit care in the winter of 2008, as did Albertans some years before.

Controlled anger, politely but firmly demonstrated, gets attention. Politicians often don't know best. But their hearing remains generally unimpaired. With enough people up in arms (metaphorically speaking), elected representatives may yet pay more attention to citizens than to investors and trade lawyers.

Notes

1   January 22, 2008, interview with the author

2   Canadian Medical Association policy statement, *Medicare Plus, It's Still About Access,* July 2007, p. 1

3   Ibid.

4   The Centre for Spatial Economics, *The Economic Cost of Wait Times in Canada,* January 2008, pp. 1, 12

5   Ibid., p. 12

6   Article by Helen Branswell of the *Canadian Press* in the *Toronto Star,* "Wait times cost economy $14.8 billion: CMA," January 15, 2008

7   Colleen Fuller and Diane Gibson, *The Bottom Line: The Truth Behind Private Health Insurance in Canada* (Edmonton, NeWest Press: 2006), p. 60

8   Canadian Health Coalition, *More for Less, a National Pharmacare Strategy* (Ottawa, 2006), p. 7

9   Dr. Brian Day cited Canada's ratio of physicians to 1,000 residents both in his October 12, 2007, address to the Empire Club in Toronto and in his January 15, 2008, speech to the Economic Club on the cost of wait times. At the latter event, held on the premises of Toronto's National Club, he also asserted that 4.5 million Canadians lack a family physician. The 2007 speech was accessed at www.cma.ca. The author was present at the 2008 function.

10 Anne-Laurence Le Faou, *Les systèmes de santé en questions: Allemagne, France, Royaume-Uni, États Unis, et Canada* (Paris, Ellipses: 2003), pp. 71, 119. For a compelling review of the effects of current public funding policies in the French system and the spread of for-profit players, see André Grimaldi, Thomas Papo, and Jean-Paul Vernant, "Traitement de choc pour tuer l'hôpital public," *Le Monde Diplomatique,* February 2008.

11 See World Health Organization statistics, core health indicators, at www.who.int/whosis/database/core/core_select.cfm

12 An oral communication from Dr. Brian Day to the author on January 15, 2008

13 J. Ross Barnett and Pauline Barnett, "The growth and impact of private hospitals in New Zealand," in *Health Service Privatization in Industrial Societies,* Joseph L. Scarpaci (Ed.), (Rutgers University Press, 1989), p. 98

14 See Stephen J. Duckett, "Living in the parallel universe in Australia: public Medicare and private hospitals," *CMAJ* September, 2005, available at www.cmaj.ca/cgi/content/full/173/7/745

15 See *State of our Public Hospitals Reports* at www.health.gov.au. Type title in box "enter keywords."

16 Maude Barlow, *Profit is not the Cure* (Toronto, McLelland and Stewart: 2002), pp. 97-98

17 All data referring to Dr. Frank's presentation was obtained from his PowerPoint piece, *Have Wait Times Been Conquered? Rolling Out Alberta's Orthopaedic Program,* offered at the Western Canada Health Policy Summit, December 5-6, 2007, Calgary.

18 Herb Emery and Kevin Gerrits, *The demand for private health insurance in Alberta in the presence of a public alternative,* November 2005, available at www.irpp.org/events/archive/nov05JDI/emery_gerrits.pdf, p. 2

19 Canadian Doctors for Medicare, *Success Stories in Medicare,* available at www.canadiandoctorsformedicare.ca

20 Michael Rachlis, *Public solutions to health care wait lists* (Canadian Centre for Policy Alternatives, 2005), p. 21

21 Ibid., p. 20

22 Bob Rae, "Health policy in the consumer era," in *Do We Care? Renewing Canada's Commitment to Health,* Margaret Somerville (Ed.), (Montreal, McGill-Queen's University Press: 1999), pp. 89-94

23 Again, see WHO stats at the website cited in endnote 11.

24 Duckett, "Living in the parallel universe in Australia," *CMAJ,* at the website cited in endnote 14

25 Canadian Union of Public Employees, *Defending Medicare, A Guide to Canadian Law and Regulation* (January, 2008), p. 10

26 Colleen Flood at the CFNU's 2005 *Hot Topic breakfast on health privatization.* At this event Professor Flood also mentioned her estimate of the delays in knee and hip replacement surgery likely to occur in the event of a diversion of resources from the public to private sectors. See this paper's discussion of wait times.

27 *Communiqué de presse,* Rapport Castonguay, le 19 février 2008. Available at www.fiqsante.qc.ca

28 Physicians for a National Health Program (U.S.), 2003 PowerPoint presentation; OECD statistics

29 Ibid. The PNHP draws on data from the Employee Benefit Research Institute and the U.S. Department of Commerce.

30 P.J. Devereaux, Diane Heels-Ansdell et al, "Payments for care at private for-profit and private not-for-profit hospitals: a systematic review and meta-analysis," in *CMAJ,* June 8, 2004, pp. 1817-1824. Quote is on p. 1822.

31 Fuller and Gibson, *The Bottom Line,* pp. 29-30

32 Allyson M. Pollack, *NHS plc* (London, Verso: 2004), p. 37

33 Ibid., pp. 28-29

34 Ibid., p. 46

35 Ontario Health Coalition, *P3 Hospitals, Importing a British Failure: A Closer Look.* Journalist George Monbiot is the writer cited.

36 Pollack, *NHS plc,* p. 120

37 Author's information on the ROMH centre comes from OPSEU Local 479's report, *Risky Business II* (November, 2007). Data on the Brampton facility is from documents prepared by the Ontario and Brampton Health Coalitions. See OHC, *When Public Relations Trump Public Accountability: The Evolution of Cost Overruns, Service Cuts, and Cover-Up in the Brampton Hospital P3,* January 2008.

38 *Risky Business II,* p. 8, Information about treatment cost was gleaned from www.mindcarecentres.com.

39 The Ontario government has asserted its commitment to a public system, but critics of Ontario's Commitment to the Future of Medicare Act (Bill 8), like economist Armine Yalnizyan, have taken the provincial government to task for making "motherhood" statements against two-tier care but not passing a law with teeth to combat creeping privatization. Yalnizyan has argued that public care can only be sustained through, among other measures, initiatives that closely monitor and evaluate the results of public dollars spent in investor-owned facilities. Are such payments "merited by greater cost savings or quality improvements?" she asks. See her "Presentation to the Standing Committee on Justice and Social Policy on Bill 8," February 2004, available through the Canadian Centre for Policy Alternatives at www.policyalternatives.ca.

40 Ontario Health Coalition, Briefing Note – January 2008, *The loss of 100 years of non-profit home nursing in Hamilton*

41 Jane Aronson, Margaret Denton and Isik Zeytinoglu, "Market-modelled home care in Ontario: Deteriorating working conditions and dwindling community capacity," in *Canadian Public Policy*, Vol. XXX, No. 1, 2004, pp. 112-124. See table 4 on p. 118.

42 Marcus J. Hollander, Nena L. Chappel, Michael J. Prince and Evelyn Shapiro, "Providing care and support for an aging population" in *Healthcare Quarterly*, Vol. 10 No. 3, 2007, p. 40

43 Ibid.

44 Wendy L. Armstrong, *Jumping on the Alberta Bandwagon*. The short document consulted by the author is based on research carried out by Ms. Armstrong for the Consumers' Association of Canada, Alberta Chapter report entitled *Elder Care – on the Auction Block*, 2002.

45 Michael Rachlis, *Prescription for Excellence* (Toronto, HarperCollins: 2004), p. 131

46 Margaret McGregor, Marcy Cohen et al, "Staffing levels in not-for-profit and for-profit long-term care facilities: does type of ownership matter?" in *CMAJ*, March 1, 2005, 172(5), pp. 645-649. See p. 648 for staffing per resident-day findings.

47 Ibid., p. 645

48 Kimberlyn M. McGrail, Margaret J. McGregor, Marcy Cohen, Robert B. Tate, and Lisa A. Ronald, "For-profit versus not-for-profit delivery of long-term care," in *CMAJ*, January 2, 2007, pp. 57-58

49 Not her real name. A willingness to speak out has earned this RN retaliatory actions from her employer in the past. She spoke with the author on February 11, 2008.

50 P.J. Devereaux, Peter T.I. Choi et al, "A systematic review and meta-analysis of studies comparing mortality rates of private for-profit and private not-for-profit hospitals," in *CMAJ*, May 28, 2002, pp. 1399-1406. Quote on p. 1405.

51 Physicians for a National Health Program, presentation cited in endnote 28.

52 Author received a translated summary of the program in February 2008, courtesy of Frida Gullberg, a Swedish health-care professional, activist and member of the SAC labour federation.

53 Dr. Danielle Martin spoke with the author on January 22, 2008.

54 Article by Fiona Anderson, "B.C. Medical Services Commission agrees with Copeman," in the *Vancouver Sun* (November 29, 2007)

55 Ellen Nolte, Martin McKee, "Measuring the Health of Nations," in *Health Affairs*, January-February 2008, pp. 58-71 Charts rank the countries examined for two periods. See summary prepared by Deborah Lorber at www.common-wealthfund.org/ under International Health Policy.

56 Le Faou, *Les systèmes de santé en questions*, pp. 102-103. See Table II-54.

57 CHC, *More for Less*, pp. 14-15. Also see editorial , "Vioxx: Lessons for Health Canada and the FDA," in *CMAJ*, January 4, 2005.

58 Colleen M. Flood, Mark Stabile and Sasha Kontic, "Finding Health Policy 'Arbitrary': The Evidence on Waiting, Dying and Two-Tier Systems," from Colleen M. Flood, Kent Roach, Lorne Sossin (Eds), *Access to Care, Access to Justice: The Legal Debate Over Private Health Insurance in Canada* (Toronto, 2005). The author consulted an electronic copy of this 27-page article. Quote from p. 2.